Inhaltsverzeichnis:

Kapitel 1	Einfach.Schlank.	3
Abschnitt 1	Vorwort	4
Abschnitt 2	Einführung	9
Abschnitt 3	Das Programm	11
Abschnitt 4	Die goldenen Regeln	13
Abschnitt 5	Fakten	15
Abschnitt 6	Was ist eigentlich Eiweiß?	22

Kapitel 2	Phase 1	26
Abschnitt 1	Alkohol	27
Abschnitt 2	Brot	28
Abschnitt 3	Tüten und Schachteln	32
Abschnitt 4	Kaffee	35
Abschnitt 5	Milchprodukte	38
Abschnitt 6	Süßes	41
Abschnitt 7	Früchte	47
Abschnitt 8	Treibstoff für die Muskeln	50
Abschnitt 9	Was ist erlaubt	54
Abschnitt 10	Phase 2	58
Abschnitt 11	Phase 3	61

Kapitel 3	Hormone	64
Kapitel 4	Die Dörrpflaume	69
Kapitel 5	Zu guter Letzt	72
Abschnitt 1	Buchempfehlungen	73
Kapitel 6	Rezepte	74
Abschnitt 1	Frühstück	78
Abschnitt 2	Mittag: Gemüse & Beilagen	86
Abschnitt 3	Mittag: Marinaden & Saucen	94
Abschnitt 4	Mittag: Geflügel	98
Abschnitt 5	Mittag: Fisch	108
Abschnitt 6	Mittag: Fleisch	114
Abschnitt 7	Abend: Dressings	122
Abschnitt 8	Abend: Salate	124
Abschnitt 9	Abend: Aufläufe	129
Kapitel 7	versteckte Lebensmittelzusätze	132
Kapitel 8	Vorräte	139
Kapitel 9	Schlusswort	143
Kapitel 10	Literaturnachweis	144
Kapitel 11	Anhang	147
Kapitel 12	zum Herausreissen	148

KAPITEL 1

Einfach.

Schlank.

Vorwort

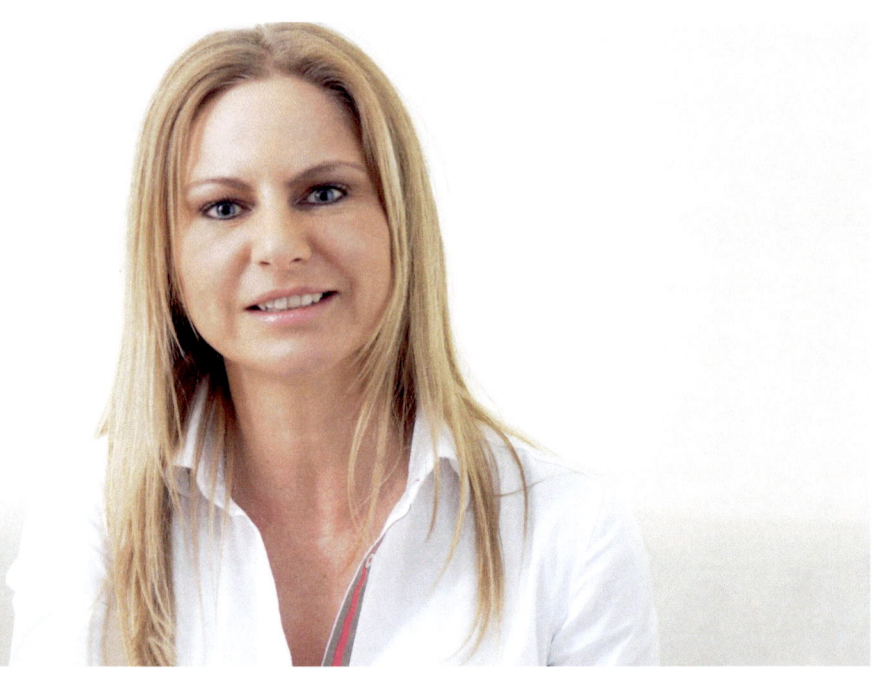

Mein Name ist Sandra Buchholz.

Am 03.01.1971 wurde ich geboren. 2002 habe ich meinen Sohn Tim nach einer recht komplizierten Schwangerschaft geboren.

Während meiner Schwangerschaft habe ich 35 Kilo zugenommen.

Vorher war ich immer schlank und dachte, auch das wieder in den Griff zu bekommen.

Dachte ich. Das „in den Griff bekommen" zog sich dann ganze 7 Jahre hin. Während dieser Zeit besuchte ich zweimal pro Woche im Fitness Studio Body Pump Kurse von Less Mills und bin zweimal die Woche gejoggt.

Trotz all meiner Bemühungen hatten sich 10 Kilo an meinem Körper „festgebissen". Diverse Diäten und Abnehmversuche scheiterten. Die Kilos wollten nicht runter. Also lautete meine Devise: den Kalorienverbrauch erhöhen und weniger essen. Ich fing an Halbmarathon zu laufen. Und ja, ich nahm etwas ab. Doch ich habe nicht meine „Spiegelbildwohlfühlfigur" erhalten. Noch weniger essen war bei all dem Training nicht möglich.

Also begab ich mich auf die Suche nach der Lösung meines Problems und stieß immer wieder auf dieselbe Frage:

Warum funktionieren bestimmte Diäten bei manchen Menschen und bei mir nicht?

Die Lösung habe ich nach sieben Jahren intensivem Suchen, Studieren von Büchern, Gesprächen mit vielen Menschen und diversen Fachleuten gefunden.

Es ist so einfach.

Jeder Mensch hat einen anderen Stoffwechsel!

Vergleichen wir uns mit Autos. Einige Motoren benötigen Super, andere Benzin und wieder andere Diesel. Wenn ich meinem Benzinmotor Diesel den zuführe, kann er Schaden nehmen.

So verhält es sich auch bei uns Menschen!

5

Es gibt drei verschiedene Arten von Stoffwechseltypen!

· den Protein Stoffwechseltyp
· den Kohlenhydrat Stoffwechseltyp
· den Gemischten Stoffwechseltyp

Seit 2009 ernähre ich mich strikt nach meinem Stoffwechsel und habe endlich meine Spiegelbildwohlfühlfigur bekommen. Nicht nur das. Ich halte sie auch!

Ich esse fünfmal (ja, Sie haben richtig gelesen) am Tag! Und ich spreche hier nicht von Babyportionen. Sondern ich esse, bis ich satt bin!

Ich verzichte nicht.
Denn auf die Mischung kommt es an!

Meine Freundin Marion war die Erste, die mich auf meine veränderte Figur ansprach und auch ihren Körper „tunen" wollte. Es folgten noch viele weitere Freundinnen und alle sind bis heute begeistert darüber, wie einfach es ist, die Figur zu bekommen und zu behalten, die frau haben möchte!

Es wurden immer mehr Frauen! Irgendwann saßen bei an meinem Küchentisch die Freundinnen, der Freundinnen, der Freundinnen. Für mich fremde Menschen...

Dadurch ist mein Studium und die Praxiseröffnung ins Leben gerufen worden.

Ich habe das Studium zur Präventologin absolviert und unter anderem auch Kurse bei Prof. Dr. M. Hamm belegt, der Lehrstuhlinhaber für Ernährungswissenschaft an der Universität in Hamburg ist.

Im Dezember 2011 habe ich mein Studium erfolgreich abgeschlossen und bin seitdem als Präventologin mit eigener Praxis für

Ernährungsberatung in Hannover tätig.

Dieses Buch habe ich als Gedankenstütze für meine Klienten geschrieben.

Wenn Sie das erste Mal zu mir kommen, werden Sie sich wahrscheinlich über die ausführlichen Fragen, die ich Ihnen stelle, wundern.

Für eine gute und individuelle Beratung ist es wichtig, dass wir gemeinsam eine ausführliche Anamnese erstellen.

- Treiben Sie Sport?
- In welcher Regelmäßigkeit treiben Sie Sport?
- Wie fühlen Sie sich morgens, wenn Sie aufwachen?
- Wie sehen Ihre Haare aus?
- Verlieren Sie viele Haare?
- Wie sehen Ihre Fingernägel aus?
- Wie fühlen sich Ihre Hände und Füße an, wenn Sie morgens aufstehen?
- Wie fühlen Sie sich tagsüber?
- Trinken Sie ausreichend?
- Wie oft müssen Sie Wasser lassen?
- Haben Sie regelmäßig Stuhlgang?
- Welche Lebensumstände begleiten Sie?
- Welchen Beruf üben Sie aus?
- Wie haben Sie sich bisher ernährt?
- Nehmen Sie regelmäßig Medikamente oder Hormone ein?
- ...

All dies sagt mir eine Menge über Ihren Körper und wie es in ihm aussehen könnte.

Als Präventologin schaue ich über den Tellerrand.

Es zählen nicht nur Ernährung, sondern auch alle anderen Aspekte, die Ihre Lebensumstände beeinflussen.

Ich möchte Ihnen helfen, Ihre Spiegelbildwohlfühlfigur zu erreichen und zu behalten, sich dabei nicht nur gesund zu fühlen, sondern auch gesund zu sein.

Sie werden mehr Vitalität spüren, leistungsfähiger sein und Ihre Haut wird rosig, straff und klar werden!

Probieren Sie es aus.

Ich freue mich auf Sie.

Ihre Sandra Buchholz

Einführung

Essen Sie gerne?
Prima - ich auch!

Gerne, viel **und** ich verzichte ungern!

Allerdings nehme ich nur Lebensmittel zu mir, die zu meinem Stoffwechseltyp passen, mir Vitalität geben und mich nicht dick machen!

Außerdem achte ich darauf, zu welcher Uhrzeit ich welches Lebensmittel zu mir nehme!

Jedoch fällt es in unserer heutigen Gesellschaft nicht leicht, sich immer ausgewogen, abwechslungsreich und gesund zu ernähren.

Der Schlüssel für Vitalität, Energie, Lebensqualität und eine schlanke Linie ist eine ausgewogene, stoffwechselbezogene Ernährung.

Hierbei spielt der Makronährstoff Eiweiss eine entscheidende Rolle!

Fazit: Mit der richtigen, stoffwechselbezogenen Ernährung können Sie erfolgreich abnehmen und dauerhaft schlank bleiben.

Das Programm

Dieses Programm besteht aus drei Phasen.

Phase 1: Entgiftungsphase: Hier können Sie durch Entgiften, Entschlacken und Entwässern bis zu 6 Kilo in zwei Wochen ab- nehmen! Diese Phase ist die effektivste, jedoch auch die strengste Phase.

Phase 2: Erprobungsphase: Welche Kohlenhydrate verträgt ihr Körper und wie reagiert er auf kohlenhydrathaltige Lebensmittel?

Phase 3: „Die Rest Ihres Lebens Phase": Ihnen steht eine große Anzahl von Lebensmitteln zur Verfügung, die Sie essen können, ohne Angst haben zu müssen, sich nicht wohl zu fühlen oder wieder zuzunehmen. In Phase 3 bauen wir einmal in der Woche eine „Mogelmahlzeit" ein. Zu dieser Mahlzeit dürfen Sie ausnahmsweise Nahrungsmittel aus der „ungesunden Lebensmittelliste" essen.

Fazit: Sie entscheiden ob-, wie lange und in welchem Ausmaß Sie Phase 1 durchführen.

Je länger Sie entgiften und entschlacken, um so schneller und besser werden Sie abnehmen.

Mogelmahlzeiten gibt es in der „Rest ihres Lebensphase".

Tipp:

Viele meiner Klienten führen immer, wenn Ihnen Ihr Spiegelbild nicht gefällt, für 3-5 Tage die Phase 1 durch und bekommen dadurch sehr schnell wieder Ihr Wohlfühlspiegelbild.

Die goldenen Regeln

8 Goldene Regeln

1. Der beste Fatburner ist stilles Wasser

2. Trinken Sie täglich die für Sie errechnete Menge an Flüssigkeit (35ml/kg Körpergewicht), plus einen Liter

3. Kein Obst nach 12 Uhr

4. Keine Kohlenhydrate nach 14 Uhr

5. Essen Sie zu jeder Mahlzeit proteinhaltige Nährstoffe

6. Essen Sie mindestens 3 Mahlzeiten, als Proteintyp sogar bis zu 5 Mahlzeiten am Tag

7. Nie, absolut nie hungern!

8. Die letzte Mahlzeit 2-3 Stunden vor dem zu Bett gehen

Fazit: Selbst wenn Sie nicht die einzelnen Phasen des Programms durchlaufen und sich „nur" an die 8 Goldenen Regeln halten, werden Sie Gewicht verlieren, mehr Vitalität verspüren und leistungsfähiger sein.

Fakten

Vorweg noch ein paar Fakten:

Leider ernähren sich annähernd 80 - 90% der Bevölkerung falsch, und bewegen Sie sich zusätzlich nur selten oder gar nicht.

Früher waren wir gezwungen viele Wege zu Fuß oder mit dem Fahrrad zurück zu legen. Im Schnitt verbuchte unser Bewegungskonto 45.000 Schritte täglich! Heute sind es nur noch 2000-3000! Um gesund zu bleiben braucht unser Körper mindestens 9000 Schritte Bewegung täglich!

Allein bei neuntägiger Bettruhe kommt es zu einer Verkleinerung des Herzens mit hochsignifikanter Verminderung der Leistungsfähigkeit von Herz, Kreislauf, Atmung und Stoffwechsel!

Es ist erwiesen, dass 70% aller Erkrankungen heute als ernährungsbedingt eingestuft werden. Mittlerweile ist es unumstritten, dass viele Krankheiten und Befindlichkeitsstörungen auf einen Mangel an Vitalstoffen[1] zurückzuführen sind. Der menschliche Körper ist sehr belastbar und anpassungsfähig.

[1] Dr. Petra Wenzel - Die Vitalstoff-Entscheidung - Maya Media Verlag

Ist die Anpassung allerdings ausgereizt, reagiert Ihr Körper mit Funktionsstörungen und Krankheiten.

Die heutige moderne Ernährungsweise ist zu einem großen Teil verantwortlich für Herz-Kreislauferkrankungen, Krebs, Diabetes, Parodontitis, Rheuma und Übergewicht.

Sie selbst können dafür sorgen, leistungsfähiger und belastbarer gegen Stress zu sein!

Stellen Sie Ihre Ernährung auf Ihren Stoffwechsel ein und versorgen Sie Ihren Körper mit ausreichend Obst und Gemüse.

Five a Day

Diesen Slogan haben Sie bestimmt schon einmal gehört.

Es ist unter anderem die Empfehlung der Deutschen Gesellschaft für Ernährung.

Was bedeutet „Five a Day" ?

Nehmen Sie einmal Ihre beiden Hände und formen eine Schaufel daraus.
Diese „Schaufel", gefüllt mit Obst und Gemüse-, am besten aus biologischem Anbau-, frisch zubereitet, benötigen Ihre Zellen fünf Mal am Tag (!) um optimal zu arbeiten!

Nun frage ich Sie ernsthaft: Schaffen Sie das?

Wenn Sie diese Frage bejahen, dann gratuliere ich Ihnen. Sie gehören zu einem sehr geringen Prozentsatz von Menschen, die die Zeit und den Appetit für gesunde Ernährung haben.

Andererseits schaffen es 80 - 90% der Bevölkerung nicht, fünf Obst - und fünf Gemüseportionen am Tag zu sich zu nehmen. Auch ich, die sich wirklich gesund ernährt und sehr viel Wert auf Frisches legt, muss gestehen, dass ich nicht die empfohlenen fünf Portionen Obst und fünf Portionen Gemüse am Tag zu schaffen.[2]

Ich nutze zum Ausgleich meines Defizites, in der täglichen Ernährung, hervorragende Obst- und Gemüsekonzentrate in biologisch reiner Form.

Diese können Sie ganz einfach bestellen. Sprechen Sie mich dazu an. Zusätzlich finden Sie weitere Informationen in meinem Rezeptteil oder unter www.lifeplus.com/sandrabuchholz

Puschen Sie ihren Stoffwechsel, lassen Sie ihn nicht schlafen!

Sie kennen bestimmt auch jemanden, der vermeintlich essen kann was er will, und einfach nicht zunimmt!

Wie kann das sein? Wo bleibt die Nahrung? Warum nimmt dieser Mensch nicht zu?

---

[2] Mehr Informationen dazu, finden Sie in der Nationalen Verzehrs Studie II vom Max Rubner Institut im Auftrag des Bundesministerium für Ernährung, Landwirtschaft und Verbraucherschutz

Ganz einfach: einen optimal funktionierenden Stoffwechsel hat derjenige, der in der Lage ist sowohl die aufgenommenen Fette als auch die Kohlenhydrate schnell zu verbrennen, ohne das sie „auf den Hüften landen".

Es gibt gute Gründe für einen optimal funktionierenden Stoffwechsel:

- Ernährungsgewohnheiten
- Bewegung
- Genetik
- Prozentuale Verteilung von Fett und Muskeln im Körper
- Alter

Es gibt verschiedene Möglichkeiten ihren Stoffwechsel optimal zu aktivieren:

1. Ernährungsumstellung auf den persönlichen Stoffwechseltyp

2. Den Tag mit einem Glas warmen Wasser beginnen, wenn Sie mögen, mit frisch gepressten Zitronensaft oder etwas Ingwer vermischt. Dies regt die Darmtätigkeit an

3. Ausgewogenes Frühstück und Gesundes Mittag- und Abendessen

4. 1-2 Snacks über den Tag verteilen

5. Durch regelmäßiges, ausgewogenes und ihrem Stoffwechsel angepasstes Essen, halten Sie ihren Stoffwechsel den ganzen Tag über aktiv und laufen nicht Gefahr, Heisshungerattacken zu bekommen!

6. Scharfe Gewürze regen den Stoffwechsel an (Chili, Meerrettich, Tabasco, Pfeffer, Ingwer...)

7. Zimt-, (anstatt Zucker) zum Süßen, denn dieser hat eine desinfizierende Wirkung, stabilisiert das Immunsystem und regt die Fettverbrennung an

8. Finger weg von Fertigprodukten aller Art

9. Finger weg von Süßgetränken

10. Trinken Sie mindestens 35ml/kg Körpergewicht reines, klares Wasser täglich. Es gibt Studien, die zeigen, das Wasser der günstigste und beste Fatburner ist, den Sie bekommen können. Wer nur 1 Liter Wasser am Tag mehr trinkt, verliert bis zu 4 Kilo an Gewicht mehr im Jahr.

Ab dem 35. Lebensjahr beginnt Ihr Stoffwechsel damit, sich allmählich zu verlangsamen.

Der Stoffwechsel arbeitet je nach Tageszeit unterschiedlich!

Morgens verarbeitet ihr Körper am besten Kohlenhydrate, da ihre Zellen um diese Tageszeit am empfindlichsten auf Insulin reagieren. Dieses funktioniert wie ein Schlüssel, das die Zellen aufschließt, um von dort Zucker zur Energiegewinnung mittels Verbrennung abzutransportieren.

Wenn Sie aufwachen, dann gieren ihre Zellen förmlich nach Energie. Daher wäre es nur logisch und ratsam, wenn Sie ihre Kohlenhydratmahlzeiten vom frühen Morgen bis zum Mittag zu sich nehmen.

Ab 14 Uhr beginnt die Insulinempfindlichkeit ihres Körpers zu sinken und die Zellen sprechen nicht mehr gut auf das Hormon Insulin an.

Deswegen werden Kohlenhydrate, die Sie nach 14 Uhr zu sich nehmen, nur einen einzigen Weg finden. Nämlich den in ihre Fettzellen! Aus diesem Grund ist die Zufuhr von Kohlenhydraten nur bis 14 Uhr zu empfehlen.

Um den Blutzuckerspiegel konstant zu halten, werden Sie am Anfang (je nach Stoffwechseltyp) 3 Mahlzeiten (und zwei Snacks) zu sich nehmen. Das hilft, die Fettverbrennung anzukurbeln.
Auf keinen Fall dürfen Sie hungern!

Indem Sie Ihrem Körper regelmäßig etwas zum Verbrennen geben, verhindern Sie, dass Ihr Stoffwechsel auf ein Minimum heruntergefahren wird! Allein diese Veränderung, kann einen Körper, der es gewohnt ist Fett einzulagern, dazu bringen, es frei zu geben!

Wenn Sie später Ihr Wunschgewicht erreicht haben, dürfen Sie, sofern Sie keinen Hunger haben, auch auf die Snacks verzichten.

Fazit: 80 - 90% der Bevölkerung ernähren sich falsch, zusätzlich bewegen Sie sich nur selten oder gar nicht.

Es ist bekannt das 70% aller Erkrankungen heute als ernährungsbedingt eingestuft werden müssen.

80-90% der Bevölkerung schaffen es nicht, die von der Deutschen Gesellschaft für Ernährung empfohlenen fünf Obst- und Gemüseportionen pro Tag zu sich zu nehmen.

Für diejenigen, die es nicht schaffen, gibt es die Möglichkeit mit hervorragenden Obst- und Gemüsekonzentraten in biologisch reiner Form ihr Defizit auszugleichen.

Ihr Stoffwechsel arbeitet je nach Tageszeit unterschiedlich! Ab dem 35. Lebensjahr verlangsamt er sich! Ab 14 Uhr beginnt die Insulinempfindlichkeit zu sinken.

Geben Sie ihren Körper regelmäßig etwas zum Verbrennen. Dadurch verhindern Sie, dass ihr Stoffwechsel heruntergefahren wird.

Was ist eigentlich Eiweiß?

Eiweiße, oder auch Proteine genannt, sind einer **der Grundbaustoffe** unseres Körpers.

In Eiweißen stecken **Aminosäuren.** Unsere **Zellen, Knochen, Organe, Muskeln bestehen aus Eiweiß. Sogar unsere Hormone und unser Blut sind auf Proteine angewiesen**, denn aus diesem Baustoff bildet unser Körper, körpereigenes Eiweiß.

Eiweiß hat den höchsten Sättigungswert. Nur wenn Sie zuviel Eiweiß auf einmal essen, scheiden die Nieren es wieder aus. Ergo: Sie sollten ihre Mahlzeiten ausgewogen verteilen.

Eiweißreiche Abendessen kurbeln ihren Fettstoffwechsel an und so verbrennen Sie während des Schlafes mehr Fett. Zusätzlich werden mehr **Wachstumshormone ausgeschüttet und Sie betreiben bestes Anti-Aging!**

Wieviel Eiweiß sollten Sie essen?

Jeder Mensch sollte täglich Eiweiß zu sich nehmen. Die DGE (Deutsche Gesellschaft für Ernährung) empfiehlt zwischen

0,8 und 1,2 gr. pro Kg Körpergewicht. Sportler haben einen noch höheren Bedarf. Je nach Stoffwechseltyp benötigen Sie unterschiedlich viel Eiweiß. Nach meiner ausführlichen Anamnese wissen Sie, welchen Stoffwechseltyp Sie haben und wie Sie sich ernähren sollten/können.

Wo ist Eiweiß enthalten?

ein paar Beispiele...

- Eier
- Süßkartoffeln
- Sprossen
- Champignons
- Quinoa
- Nüsse:
  - Mandeln
  - Paranüsse
  - Sojakerne
  - Sonnenblumen
  - Pinienkerne

- Hülsenfrüchte:
  - Bohnen
  - Erbsen
  - Linsen
- Fleisch:
  - Hähnchenbrust ohne Haut
  - Putenbrust
  - Wildfleisch
  - Mageres Schweinefilet
  - Rind
  - Lammfilet

- Fisch:
  - Frischer Thunfisch
  - Heilbutt
  - Wolfsbarsch
  - Zander
  - Seelachsfilet
  - Schellfisch
  - Rotbarsch
  - Seeteufel
  - Dorade
  - Gambas
  - Garnelen
  - Krabben
  - Muscheln

- Milchprodukte:
  - Schafskäse
  - Ziegenkäse

Fazit: Eiweiß ist der Grundbaustoff unseres Körpers.

Eiweiß hat den höchsten Sättigungswert.

Eiweißreiche Abendessen kurbeln ihren Fettstoffwechsel an, zusätzlich werden mehr Wachstumshormone ausgeschüttet!

Jeder Mensch sollte täglich zwischen 0,8 und 1,2 gr. pro Kg Körpergewicht davon zu sich nehmen.

Sportler haben einen noch höheren Bedarf an Eiweiße.

Je nach Stoffwechseltyp benötigen Sie unterschiedlich viel Eiweiß.

KAPITEL 2

Phase 1

Wir starten mit der ersten Phase!

Die erste Phase ist die strikteste, aber auch die effektivste Phase. Hier können Sie bis zu 6 Kilo Körpergewicht in zwei Wochen abnehmen! Die erste Phase können Sie beliebig weit ausdehnen!

In der ersten Phase wird ihr Körper entgiftet, entschlackt und auch von überschüssigem Wasser befreit. Um diesen Prozeß in Gang zu setzen, ist es während der Phase 1 leider nötig, auf einige (vielleicht sogar sehr lieb gewonnene) Lebensmittel zu verzichten.

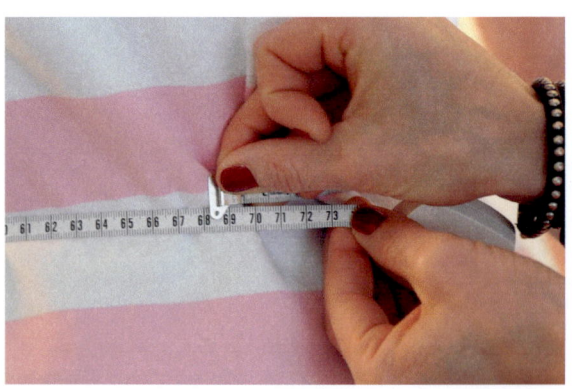

Phase 1: Alkohol

Alkohol beruhigt, entspannt und regt den Appetit an!

Alkohol enthält 7 Kalorien pro Gramm!

Und Alkohol regt den Körper an, geradewegs alles was er bekommt in die Fettzellen zu transportieren!

Phase 1: Brot

Ich persönlich verzichte völlig auf Brot!

Seitdem ich kein Brot mehr esse, fällt es mir leicht, mein Gewicht zu halten. Und das, ohne großen Aufwand!

Brot ist randvoll mit leeren Kohlenhydraten, die den Blutzucker geradewegs durch die Decke treiben, Ihren Körper in den Fettsparmodus schalten und Ihr Hungergefühl verstärken!

Auch Cracker, Kekse, Kuchen und alle Backwaren zählen zu Brot!

Sie enthalten neben den Kohlenhydraten noch eine Reihe an Transfettsäuren.

Der Verzehr von Weizen kann dazu führen, dass Sie sich träge, benebelt, wackelig, aufgedunsen, aufgebläht oder gereizt fühlen.

Viele bringen diese Symptome nicht mit dem Verzehr von Getreide in Verbindung. Jedoch sind Gewichtszunahme und emotionale, körperliche und mentale Symptome bei der sogenannten Glutenunverträglichkeit recht häufig. Gluten ist der Proteinanteil von Weizen, Roggen und Gerste. Gluten ist in normal verarbeiteten Lebensmitteln weit verbreitet, so dass es schwer vermieden werden kann. Leider befinden sich Glutenunverträglichkeit im Aufwind und kann eine Reihe von Problemen hervorrufen.

Daher ist es am besten, verarbeitete Mehle insgesamt zu meiden!

In Phase Drei können Sie langsam wieder anfangen Brot zu essen. Doch selbst Vollkornbrot enthält noch viel Weißmehl. Deshalb sollten Sie sich das Brot für die Mogelmahlzeit aufheben und es selbst dann auf ein Minimum reduzieren!

Es gibt mittlerweile sehr gute Alternativen zu Brot

Einige Bäckerein backen Low-Carb- oder Eiweiß-Brote.

Diese enthalten einen 5 mal höheren Eiweißanteil als normale Brote und der Kohlenhydratanteil wurde um das 5-6 fache gesenkt! Der Glyx-Index liegt hier „nur" bei 17,1 - signifikant unter dem, der herkömmlichen Brote von 72,9!

Unter www.eiweiss-abendbrot.de finden Sie eine Liste mit Bäckerein in Norddeutschland, die kohlenhydratreduziertes Brot anbieten.

Da dieses Brot mehr Eiweiß enthält und dadurch bedingt viel mehr Feuchtigkeit, muss es im Kühlschrank gelagert werden! Ansonsten kann es sehr schnell anfangen zu schimmeln!

Auch Eiweißbrötchen werden mittlerweile angeboten.

Mit nur 4,9 gr. Kohlenhydratanteil sind sie eine sehr gute Alternative zu normalen Brötchen, die je nachdem welches Korn zur Herstellung verwendet wird, bis zu 51 gr. Kohlenhydrate enthalten.

Unter: www.eiweiss-broetchen.de finden sie Bäckerein die diese Brötchen anbieten.

Die Firma Hanuko stellt Backeiweiss her.

Bezugsquellen dazu finden Sie im Internet oder Sie können es sich über Ihre Apotheke bestellen.

Mit dem Backeiweiß können Sie sich selbst kohlenhydratreduziertes Brot, Brötchen und Kuchenvorräte anlegen, indem Sie einfach das Mehl zur Hälfte gegen Backeiweiss austauschen.

Wenn Sie eine Pizza essen, dann nehmen Sie einfach eine mit extra dünnem Boden.

Wenn Sie sich ein Sandwich bestellen, dann bitte nur mit einer Brotscheibe.

Lassen Sie den Brotkorb im Restaurant einfach stehen. Und wenn Sie doch nicht widerstehen können, dann nehmen Sie nur eine Scheibe Brot aus dem Korb.

Wenn Sie wieder Brot essen möchten, dann bitte vor 14 Uhr und auf keinen Fall abends!

Fazit: Brot ist randvoll mit leeren Kohlenhydraten.

Cracker, Kekse, Kuchen und alle Backwaren zählen zu Brot!

Als Alternative gibt es für Phase Drei Low-Carb-Brote, Eiweißbrötchen und Backeiweiss.

Der Verzehr von Weizen kann dazu führen, dass Sie sich träge, benebelt, wackelig, aufgedunsen, aufgebläht oder gereizt fühlen.

Phase 1: Tüten und Schachteln

Alles was in Tüten und Schachteln verpackt ist:

Warum sind die Menschen heute dicker als noch vor 10 oder 20 Jahren?

Es liegt an den stärkereichen Kohlenhydraten.

Die Forschung hat einen eindeutigen Zusammenhang zwischen dem Konsum intensiv verarbeiteter Kohlenhydrate und der allgemeinen Gewichtszunahme festgestellt.[3]

Aufwendig verarbeitete und damit stark aufgespaltene Kohlenhydrate sind die, die Sie abgepackt in Schachteln, Tüten und anderen Verpackungen im Supermarkt finden. Sie sind vor allem aus Weißmehl und Industriezucker hergestellt.

Um Weißmehl zu produzieren, fängt der Hersteller mit einem Vollkorn als Grundbaustein an.

 Im Grunde genommen mit einem gesundem Lebensmittel, das dann aber von der Schale und den äußeren Schichten befreit wird, so dass nur noch das Innere übrig bleibt. Alle Ballaststoffe und Nährstoffe sind somit entfernt!

[3] Berufsverband der Deutschen Präventologen - Prof. Dr. Michael Hamm

Was nun übrig bleibt, ist vom Nährwert her vergleichbar mit Tafelzucker! Keine Ballaststoffe, dafür aber viele Kohlenhydrate, die den Blutstrom schneller erreichen, als Sie es essen können!

Der GlyxIndex bewertet, wie schnell Lebensmittel den Blutzuckerspiegel erhöhen.

Zu fast jedem Lebensmittel bekommen Sie unter www.Glyx-Tabelle.de den Glyxwert genannt!

Tafelzucker, Kartoffeln, Instant-Reis, Mais und gekochte Karotten (!) stehen ganz oben auf der Liste!

Relativ weit unten stehen: Bohnen und die meisten Gemüsesorten.

Wenn Sie zu viele Kohlenhydrate zu sich nehmen, werden Sie nicht nur dick, sondern leisten auch einem Vorgang namens Glykation Vorschub, der die Ablagerung von Zucker in Ihrem Bindegewebe bewirkt.

Diese Zuckerdepots führen dazu, dass Sie mit zunehmendem Alter steif und unbeweglich werden. Außerdem beschleunigt es Diabetes, Prädiabetes oder andere Stoffwechselerkrankungen.

Fazit: Es besteht ein eindeutiger Zusammenhang zwischen dem Konsum intensiv verarbeiteter Kohlenhydrate und der allgemeinen Gewichtszunahmen.

Der Glyx-Index bewertet, wie schnell Lebensmittel, den Blutzuckerspiegel erhöhen.

Zu fast jedem Lebensmittel bekommen Sie unter www.Glyx-Tabelle.de den Glyxwert genannt!

Zu viele Kohlenhydrate leisten dem Vorgang Glykation Vorschub. Dieser bewirkt die Ablagerung von Zucker in ihrem Bindegewebe, welches Sie steif und unbeweglich werden lässt. Zusätzlich beschleunigt es Diabetes und andere Stoffwechselerkrankungen.

Phase 1: Kaffee

Kaffee ist ein weiteres no go.

Der gelegentliche Genuss ist in Ordnung, nur nicht mehr als maximal eine Tasse pro Tag.

Am besten einen Espresso. Hier wird das Wasser unter Druck durch den Kaffee gepresst, dieser Vorgang dauert nur ein paar Sekunden. Deswegen nimmt das Kaffeewasser kaum von den Giftstoffe aus der Bohne auf, die im Körper dafür sorgen, dass Wasser und auch Fette eingelagert werden! Bei normalem Filterkaffee ist das anders. Dort sickert das Wasser langsam durch den Filter (bis zu 7 Minuten) und nimmt dabei nicht nur den Kaffeegeschmack, sondern auch alle anderen Giftstoffe die sich darin befinden, auf.

Wie wäre es wenn Sie statt Kaffee eine Tasse grünen Tee trinken, der unter anderem viele gesunde Polyphenole enthält.

Polyphenole gelten als gesundheitsfördernd.

Ein hoher Polyphenolgehalt ist beispielsweise in den Blättern und Trauben der roten Weinreben, Rotwein oder Sherry, in den Schalen und dem Fruchtfleisch der Mangostanfrucht (Garcinia mangostana), im Saft des Granatapfels (Punica granatum), wie auch im Ginkgo, Grünem Tee und Zitronenmelisse zu finden.

Einige Polyphenole wirken, wie andere Antioxidantien, unter anderem entzündungshemmend und krebsvorbeugend.

Flavonoide und Anthocyane schützen Körperzellen vor freien Radikalen und verlangsamen die Zelloxidation. Sie vermindern die Fettablagerungen in den Blutgefäßen und beugen damit Arteriosklerose vor.

Weiterhin konnte in einer Studie vom Vanderbilt University Medical Center nachgewiesen werden, dass bei regelmäßigem Konsum von Polyphenolen das Risiko für eine Alzheimererkrankung um bis zu 76% gesenkt werden kann!

Polyphenole, Antioxidantien, Flavonoide und Anthocyane finden Sie auch in guten Obst- und Gemüsekonzentraten. Sprechen Sie mich dazu einfach an.

Fazit: Die gelegentliche Tasse Kaffee ist in Ordnung.

Wenn Kaffee, dann Espresso, da er kaum Giftstoffe enthält.

Grüner Tee enthält viele Polyphenole, die entzündungshemmend und krebsvorbeugend wirken.

Polyphenole senken das Alzheimerrisiko um 76%.

Polyphenole, Antioxidantien, Flavonoide und Anthocyane finden Sie auch in guten Obst und Gemüsekonzentraten.

Phase 1: Milchprodukte

Die meisten Menschen denken, das Milchprodukte gesund seien.

Hier müssen wir erstmal zwischen reiner Milch und vorvergorenen Milchprodukten (Käse, Sahne, Joghurt, Quark, etc.) unterscheiden. Mit "vorvergoren" meine ich alle Milchprodukte, die durch Bakterien „vorverdaut" wurden. Die Bakterien haben hier schon einen großen Teil des Fermentes Lactase abgebaut!

Reine Milch enthält das Ferment Lactase (nicht zu verwechseln mit der Lactose!), welches unserem Darm Schwierigkeiten bei der Verdauung bereitet. Denken Sie beispielsweise an die Asiaten, die keine reine Milch zu sich nehmen können, da sie sich dann übergeben müssen.

Dies ist ein Selbstschutzmechanismus des Körpers, da die Asiaten das Ferment Lactase gar nicht verdauen können. Auch der Rest der Menschheit müsste sich übergeben. Nur hat unser Körper im Laufe der Zeit gelernt, die Lactase annähernd zu verdauen.

Der Hintergrund ist folgender: Wir werden in unseren Breitengraden nicht ausreichend mit Sonne versorgt. Damit aber unser Körper Vitamin D bilden kann, benötigt er täglich mindestens 10 Minuten Sonneneinstrahlung auf der gesamten Hautoberfläche. Im Winter, nur mit Bikini oder Badehose bekleidet auf der Wiese zu liegen ist doch etwas kalt.

Um diesen Mangel zu umgehen, hat unser Körper im Laufe der Zeit gelernt, Vitamin D mit Hilfe von Kalzium zu bilden.

Milchprodukte wiederum sind ein sehr guter Kalziumlieferant. Und da unser Körper einen eingebauten „Überlebensmodus" hat, hat er sich mit der Zeit angepasst.

Jedoch können nicht alle Menschen die reine Milch verdauen.

Ihr Körper reagiert mit Übelkeit, Bauchschmerzen, Durchfall, Blähungen, Verstopfungen, Hautausschlägen, Kopfschmerzen usw.

Jedoch ist Kalzium wichtig. Er ist entscheidend an der Fettverbrennung beteiligt.

Gute alternative Kalziumquellen sind: Mandeln, Brokkoli, Salate ...

Wegen des hohen Anteils an Lactose (Milchzucker!) sollten Sie in der ersten Phase auf Milchprodukte verzichten.

In der zweiten Phase können Sie dann langsam vorvergorene Milchprodukte wie: Quark, Sahne, Creme Fraiche, Käse, Joghurt, etc. wieder zuführen.

In meinem Haushalt befindet sich keine **reine Milch** mehr, da ich weiss, wie sie sich auf unsere Verdauung und Darmgesundheit auswirkt.

Fazit: Reine Milch bereitet unserem Darm Schwierigkeiten bei der Verdauung.

Viele Menschen reagieren mit Übelkeit, Bauchschmerzen, Durchfall, Blähungen, Verstopfungen, Hautausschlägen, Kopfschmerzen usw. auf Milch.

Kalzium ist entscheidend an der Fettverbrennung beteiligt. Gute Kalziumquellen sind auch: Mandeln, Brokkoli, Salate, etc.

Wegen des hohen Anteils an Milchzucker sollten Sie in der ersten Phase auf Milchprodukte gänzlich verzichten.

Phase 1: Süßes

Und nun habe ich eine gute und eine schlechte Nachricht für Sie!

Fangen wir mit der schlechten an: Zucker macht süchtig! Zucker löst Hoch- und Tiefphasen aus!

Und dies gilt nicht nur für Zucker, sondern auch für einige Zuckeraustauschstoffe, die sogar im Verdacht stehen, karzinogen (tumorbildend) zu wirken.[4]

Einige meiner Klienten, die Zuckeraustauschstoffe benutzt haben, haben alleine durch den Verzicht dieser synthetischen Stoffe abgenommen!

Die meisten Menschen wissen gar nicht wieviel Zucker sie am Tag zu sich nehmen! Sie trinken Limonaden, Säfte, „Fitness-Drinks" und greifen sogar auf Diät-Limonaden (Zuckeraustauschstoffe!) zurück.

Diese Getränke sind überzuckert und mit Geschmacksverstärkern angereichert, damit sie unserem „Gaumen" munden.

Sie enthalten im Schnitt 5-25 Teelöffel Zucker pro 250 ml Wasser!

41

---

[4] Hierzu finden Sie ausführliche Studien im Internet

Nun ein Selbstversuch für Sie:

Wenn Sie gerne diese Limonaden trinken, dann möchte ich Ihnen nun zeigen, was Sie sich und ihrem Körper täglich damit antun.

Nehmen Sie ein Glas mit 250 ml Wasser und geben Sie (je nach Limonade die Sie zu sich genommen haben) mindestens 5 bis maximal 25 Teelöffel Zucker hinein.

Umrühren und austrinken!

Und?

Wie hat es ihnen geschmeckt?

Sind Sie sich sicher, das Sie weiterhin diese „Getränke" zu sich nehmen wollen?

Noch ein Vorschlag für einen kleinen Selbsttest:

Wenn Sie das nächste Mal im Supermarkt sind, dann wählen Sie 5 verschiedene Arten von Getränken aus.

Lesen Sie das Etikett und vergleichen Sie die Inhaltsstoffe.

Wieviel Kohlenhydrate sind darin enthalten?

Sie werden wahrscheinlich geschockt sein, dass der erste oder zweite Inhaltsstoff fast immer Maissirup oder High Fructose Corn Sirup (HFCS) ist.

Zu den versteckten Inhaltsstoffen komme ich später noch einmal ausführlich.

Und jetzt etwas wirklich Interessantes: Sehen Sie sich die Etiketten anderer Produkte an, von denen Sie nie erwarten würden, dass sie Süßungsmittel enthalten, z.B. Ketchup, Tomatensauce, Suppen, Cerealien und Cracker.

Alleine für Zucker gibt es mindestens 20 verschiedene Bezeichnungen. Wenn der Hersteller nun den Zucker hinter verschiedenen Namen verbirgt, dann merken Sie gar nicht das das Produkt, welches Sie kaufen möchten, vielleicht zum größten Teil aus Zucker besteht!

HFCS ist überall!

Es ist durchaus möglich, dass 80% der weiterverarbeiteten Lebens-mittel, die Sie an einem Tag zu sich nehmen, voller High Fructose Corn Sirup sind.

Ist es da verwunderlich, dass es so viel Fettleibigkeit in unserer Gesellschaft gibt?

Die meisten Frühstücksflocken und verarbeiteten Lebensmittel enthalten Zucker (oder eine Form von Zucker), der als erste oder zweite Zutat gelistet wird (das bedeutet, dass sich das Produkt hauptsächlich daraus zusammensetzt).

Meine Empfehlung: Verwenden Sie nur selten Zucker und wenn, dann nur naturbelassenen, braunen Rohrzucker. Ich empfehle Ihnen, auf Zucker weitestgehend zu verzichten. Zucker treibt den Blutzucker in die Höhe!

Hier ist nicht der Zucker, der in Lebensmitteln wie z.B. Obst, vorkommt gemeint, sondern der Zucker, der Nahrungsmitteln im Laufe der industriellen Verarbeitung zugeführt wird. Auf dem Etikett steht dann z.B.: Maissirup o.ä.

Es handelt sich dabei um synthetisierten Zucker, der aus Fruchtzucker unter Beimischung von Glukose hergestellt wird.

Ihr Körper absorbiert diese künstliche Zuckermischung schnell, was in der Regel zu Gewichtszunahme führt.

Das gilt auch für Süßstoffe. Diese werden in der Schweinemastzucht angewendet(!). Warum sollen Menschen mit Süßstoff abnehmen, Schweine hingegen zunehmen?

Wenn Sie nicht auf Zucker verzichten möchten, dann gäbe es folgende Alternative: mischen Sie sich zur Hälfte braunen Zucker, zur anderen Hälfte Stevia oder Xylitol.

Und nun die Gute Nachricht:
Glücklicherweise lässt die „Sucht" auf Zucker nach!

Wo versteckt sich Zucker überall?

- Xylose
- Mais
- Maissirup
- Fruktosereicher Maissirup
- Dehydrierter Rohrzuckersaft
- Dextrin
- Dextrose
- Maltodextrin
- Fructose
- Glucose
- Lactose
- Maltose
- Saccharose
- Sucrose
- Sirup
- Zuckerrübensirup
- Fruchtsaftkonzentrat
- Honig

Fazit: Zucker macht süchtig!

Zucker löst Hoch- und Tiefphasen aus!

Dies gilt auch für Zuckeraustauschstoffe, welche sogar im Verdacht stehen tumorbildend zu wirken.

Den meisten Menschen ist gar nicht bewusst, wieviel Zucker sie am Tag zu sich nehmen!

Es gibt mindestens 20 verschiedene Bezeichnungen für Zucker!

Die Hersteller verstecken den Zuckeranteil hinter verschiedenen Zuckerbezeichnungen, sodass Sie nicht merken, wie viel Zucker das Produkt ihrer Wahl enthält!

Phase 1: Früchte

Obst ist gesund!

Es enthält Vitamine, Mineralstoffe und Spurenelemente.

Allein ein Apfel enthält bis zu 1000 (!) verschiedene Substanzen, die sich positiv auf unseren Körper auswirken können.

Obst ist gut für unser Herz, die Ballaststoffe sind gut für unseren Darm und die Vitamine puschen unsere Zellen und das Immunsystem.

Jedoch enthalten manche Obstsorten sehr viel Fruchtzucker! Deshalb sollten Sie in Phase 1 nur kohlenhydratarme Obstsorten zu sich nehmen und auf Trockenobst verzichten. Datteln, Rosinen und Bananen werden zum Beispiel von Triathleten und Marathonläufern während des Wettkampfes verzehrt!

Kohlenhydratarme Obstsorten sind:

- Erdbeeren
- Heidelbeeren
- Blaubeeren
- Himbeeren
- Äpfel
- Birnen
- Nektarinen
- Pflaumen
- Zitronen
- Limetten
- Clementinen
- Frische Feigen
- Granatapfel
- Grapefruit
- Holunderbeeren
- Johannisbeeren:
  - Rot
  - Weiß
  - Schwarz
- Kirsche
- Mandarinen
- Mango
- Nektarinen
- Orangen
- Passionsfrucht
- Pfirsich
- Quitten
- Rhabarber
- Stachelbeeren

Fazit: Obst ist enthält Vitamine, Mineralstoffe, Ballaststoffe und Spurenelementen.

Die Ballaststoffe sind gut für unseren Darm.

Die Vitamine puschen unsere Zellen und das Immunsystem.

Manche Obstsorten enthalten sehr viel Fruchtzucker!

Phase 1: Treibstoff für die Muskeln

Das Verlangen der Muskeln nach Treibstoff - Eiweiss!

Eiweiß (= Protein) ist **der Grundbaustoff** unseres Körpers. In Eiweißen stecken **Aminosäuren.**

Aus Eiweiß bestehen unsere **Zellen, Knochen, Organe, Muskeln, ja sogar unsere Hormone und unser Blut** sind auf Eiweiß angewiesen.

Eiweiß hat den **höchsten Sättigungswert**, deswegen helfen Proteine den **Blutzuckerspiegel zu stabilisieren** und **Heißhungerattacken zu vermeiden!**

Eiweißreiche Abendessen kurbeln ihren **Fettstoffwechsel an** und so **verbrennen** Sie während des **Schlafes mehr Fett.** Zusätzlich werden mehr Wachstumshormone ausgeschüttet und Sie betreiben bestes **Anti-Aging!**

Protein oder Eiweiß ist also nicht nur für Sportler wichtig, sondern für jeden Menschen, der einen schlanken, glatten, faltenreduzierten und muskulösen Körper haben möchte!

Leider kann ich aus meiner Praxis berichten, dass die meisten Menschen nicht nur zu wenig Obst und Gemüse zu sich nehmen, sondern auch viel zu wenig Eiweiß.

Die meisten Menschen ernähren sich zu kohlenhydratlastig!

Genau diese Menschen haben einen schlaffen Körper und sind oft an ihrer Leistungsgrenze angelangt!

Von vielen meiner Klienten höre ich regelmäßig: „Ich esse wenig, doch ich nehme nicht ab! „

Wenn Sie mein Buch bis jetzt aufmerksam gelesen haben, dann wissen Sie schon, was diese Menschen falsch machen.

Richtig. Sie essen zu wenig!

Was meinen Sie wie erstaunt ich angeschaut werde, wenn ich erzähle, das meine Klienten, so viel sie wollen, essen dürfen und sollen!

Wenn Sie zu wenig essen und anfangen zu hungern „schläft" ihr Stoffwechsel ein!

Ihr Körper schaltet auf **KRIEG** um.

Ihr Körper hat einen **Überlebendsmodus** der aktiv wird, sobald sie unregelmäßig oder wenig essen. Denn dann denkt ihr Körper: oh, oh ich weiß nicht, wann ich wieder etwas zu futtern bekomme. Deshalb speichere ich dieses Bisschen hier lieber in meinen Fettdepots ab!

Regelmäßig kontrollieren wir ihren Body Maß Index, die Prozentuale Verteilung von Fett und Muskeln und messen an Taille, Hüfte, Oberarm und Oberschenkel ihre Abnehmerfolge nach.

Aufgrund der proteinreichen Ernährung werden Sie viel schlanker, fester und muskulöser wirken. Das Gewicht wird hierbei jedoch keine Rolle spielen!

Und nun kommen wir nach Allem was sie nicht sollen doch endlich mal zu dem, was sie dürfen und sollen!

Und hiervon dürfen und sollen Sie richtig viel! Ich spreche hier nicht von Babyportionen! Sondern davon, das Sie essen sollen bis Sie wirklich, wirklich, wirklich **SATT** sind!

Fazit: Eiweiß ist der Grundbaustoff unseres Körpers.

Eiweiß hat den höchsten Sättigungswert.

Eiweiß hilft den Blutzuckerspiegel zu stabilisieren und Heißhunger-attacken zu vermeiden!

Eiweißreiche Abendessen kurbeln ihren Fettstoff- und Hormon-stoffwechsel an.

Ihr Stoffwechsel „schläft" ein wenn Sie zu wenig essen oder sogar hungern!

Ihr Körper hat einen Überlebensmodus. Dieser wird aktiv sobald sie unregelmäßig oder wenig essen und speichert sofort alles Ihren Fettdepots ab.

Phase 1: Was ist erlaubt?

Erlaubt ist/sind:

- Nüsse besonders:
- Mandeln
- Paranüsse
- Sojakerne
- Sonnenblumenkerne
- Pinienkerne

Fleisch:

- Hähnchen (Brust) ohne Haut
- Puten (Brust)
- Wildfleisch
- mageres Schweinefilet
- Lammfilet
- Rind

Fisch:

- Wildlachs
- Frischer Tunfisch
- Wolfsbarsch
- Zander
- Seelachsfilet
- Schellfisch
- Rotbarsch
- Seeteufel
- Dorade
- Gambas
- Garnelen
- Krabben
- Muscheln
- Eier

Als Kuhmilchersatz:

- Ziegenmilch
- Kokosmilch

Gemüse gekocht/gedünstet/gebraten:

- Sprossen
- Blumenkohl (Kartoffelpüreersatz!)
- Brokkoli
- Romanesco
- Rosenkohl
- Kohlrabi
- Weißkohl
- Wirsing
- Grünkohl
- Spitzkohl
- Chinakohl
- Zucchini
- Pastinaken (Nudelersatz)
- Petersilienwurzeln (Nudelersatz)
- Lauch
- Rote Beete
- Pilze
- Stangensellerie
- Spargel
- Steckrüben (Kartoffelpüreersatz)
- Sellerie (Bratkartoffelersatz)
- Gurken
- Tomaten
- Zwiebeln
- Knoblauch
- Paprika
- Fenchel
- Mangold
- Spinat

Gemüse roh:

- Alle Salate
- Champignons
- Sprossen
- Tomaten
- Gurken
- Radieschen
- Lauchzwiebeln
- Meerrettich
- Paprika
- Zucchini
- Fenchel
- Kohlrabi
- Champignons
- Möhren

Na das ist doch schon eine lange Liste. Und davon können und sollen Sie essen soviel Sie wollen!

Wer da nichts findet....

Phase 2

Nachdem Sie Ihr Spiegelbildwohlfühlgewicht erreicht haben, starten wir die zweite Phase.

Hier testen wir aus wie Ihr Körper auf die einzelnen kohlenhydrathaltigen Lebensmittel reagiert.

Wichtig dabei ist, dass Sie Ihrem Körper immer nur einen neuen Nährstoff zu zuführen mit mindesten 3-4 Tagen Pause.

Schauen Sie sich im Spiegel an:

Ist Ihr Körper aufgequollen?

Sieht er nicht mehr straff aus?

Entwickeln Sie wieder Cellulite?

Nehmen Sie zu?

Sind Sie vielleicht sogar müde nach dem Verzehr von z.B.: Nudeln?

Ja? Dann verzichten Sie besser auf dieses Lebensmittel! Nehmen Sie es als Genussmahlzeit einmal im Monat ein! Es heißt nicht, dass Sie nun immer darauf verzichten müssen. Nein. Sie sollten nur bewusst damit umgehen und wissen, wie ihr Körper darauf reagiert!

Nein? Hurra. Sie können es einmal in der Woche in Ihre Mittagsmahlzeit einbauen!

Wir fangen immer mit dem Lebensmittel an, das Sie am meisten vermisst haben.

Wir beobachten Ihren Körper und entscheiden dann nach eingehender Beratung, wie Sie weiter vorgehen können.

Nachdem wir dann gemeinsam alle Lebensmittel durchgetestet haben, gehen Sie über in die Phase 3.

Fazit: Phase 2 ist die Ausprobierphase.

Nach der Phase 2, haben Sie Ihren individuellen Lebensmittelplan, mit dem Sie ohne Reue essen können!

Phase 3

Die dritte Phase oder die Erhaltungsphase (REST IHRES LEBENS PHASE).

Bitte beachten Sie in der „Rest of Life Phase" die 8 Goldenen Regeln!

1. Der beste Fatburner ist stilles Wasser

2. Trinken Sie täglich die für Sie errechnete Menge an Flüssigkeit (35ml/ kg Körpergewicht), plus einen Liter

3. Kein Obst nach 12 Uhr

4. Keine Kohlenhydrate nach 14 Uhr

5. Essen Sie zu jeder Mahlzeit proteinhaltige Nährstoffe

6. Essen Sie mindestens 3 Mahlzeiten, als Proteintyp sogar bis zu 5 Mahlzeiten am Tag

7. Nie, absolut nie hungern!

8. Die letzte Mahlzeit 2-3 Stunden vor dem zu Bett gehen

Bestimmt kennen Sie Sumo-Ringer.

Sumo-Ringer bemühen sich darum, für ihren Sport fett zu werden.

Wenn es also Ihr Ziel wäre, FETT ZU WERDEN, dann müssten Sie folgendes tun:

1. Überspringen Sie Ihr Frühstück und essen Sie tagsüber nur wenig

2. Die kalorienreichste Mahlzeit essen Sie abends als große, schwere Portion mit komplexen Kohlenhydraten

3. Nach dieser schweren Mahlzeit gehen Sie schlafen.

Das war's schon. Diese Strategie hilft Sumo-Ringern schon seit Jahren.

Und was meinen Sie, bei wem sie noch funktioniert?

Bei jedem fünften Bundesbürger, der übergewichtig ist!

Sie sollten die Angewohnheit entwickeln, mehrere Mahlzeiten (3-5 je nach Stoffwechseltyp) über den Tag verteilt zu sich zu nehmen, um den Stoffwechsel zu bekommen, der Ihnen hilft, schlank zu werden und schlank zu bleiben (es macht keinen Sinn, das zu schaffen und den Erfolg nicht aufrecht erhalten zu können, oder?).

Essen Sie ausgewogene Mahlzeiten pro Tag und Sie werden schnell Fett verbrennen!

Fazit: Phase 3 ist die Rest Ihres Lebens Phase.

Sie haben Ihren individuellen Lebensmittelplan.

Wenn Sie sich an die 8 Goldenen Regeln halten, werden Sie Ihr Leben lang Ihre Spiegelbildwohlfühlfigur behalten!

KAPITEL 3

Hormone

Leider habe ich für einige unter Ihnen noch eine schlechte Nachricht!
Nicht bei allen Menschen funktioniert nur die Stoffwechsel
bezogene Ernährungsumstellung.

Außer dem eingeschränkten Stoffwechsel, der ungesunden Ernährung
und der wenigen Bewegung gibt es noch andere Gründe, warum ein
Mensch übergewichtig sein kann.

Bei vielen Menschen liegt ein Hormonproblem vor.

Hormone beeinflussen den gesamten Körper. Fast alle Vorgänge im
Körper, einschließlich der Psyche werden von unseren Hormonen
gesteuert.

Diese bildet der Körper selbst aus Aminosäuren. Da befinden wir uns in
einem Hamsterrad!
Zu wenig Proteine - zu wenig Aminosäuren - eingeschränkter
Hormonhaushalt...

Nur manchmal schafft es der Körper selbst bei bester, ausgewogener Ernährung und ausreichender Bewegung nicht, sich seine Hormone selbst zu „bauen".

Sollten Sie durch die stoffwechselbezogene Ernährungsumstellung nicht innerhalb des ersten Monats an Gewicht verlieren, dann können wir mittels eines einfachen Speicheltests, den Sie zu Hause durchführen, Ihren Hormonhaushalt kontrollieren.

Ich arbeite hier mit spezialisierten Ärzten zusammen.

Die wichtigsten Hormone in diesem Bereich sind die

1. Schilddrüsenhormone
2. Geschlechtshormone
3. Nebennierenrindenhormone

1. Schilddrüsenhormone:

Sie sind entscheidend am Energiehaushalt beteiligt.

Sie regeln Ihren Energiehaushalt im Ruhezustand. Besteht nun eine Schilddrüsenunterfunktion, bildet die Schilddrüse nicht genügend Hormone, läuft Ihr Stoffwechsel auf Sparflamme und überschüssiges Fett wird in Ihrem Gewebe abgespeichert.

2. Geschlechtshormone:

Die weiblichen Geschlechtshormone, die Östrogene, sind entscheidend für die Reifung und Entwicklung des weiblichen Körpers verantwortlich. Eine sehr wichtige Eigenschaft der Östrogene ist die Fähigkeit, Wasser im Gewebe einzulagern. Da im zweiten Abschnitt des Menstruationszyklusses die Östrogen- und Gestagenkonzentration ansteigt, ist es völlig normal, das der Körper Wasser einlagert und eine Gewichtsschwankung stattfindet. Dies ist unter anderem auch ein Grund, warum Frauen in der ersten Zyklushälfte leichter abnehmen.

Bei Männern führt ein erhöhter Östrogenspiegel zu stärkeren Fetteinlagerungen.

3. Nebennierenrindenhormone:

Die Nebennieren liegen auf den Nieren. Im Inneren der Nebennieren befindet sich das Nebennierenmark, welches für vielerlei Vorgänge im Körper verantwortlich ist. Unter anderem beeinflusst dies den Blutdruck, Herzschlag, zusätzlich werden Katecholamine, die sogenannten Stresshormone ausgeschieden. Dazu gehört das Kortisol. Sie kennen bestimmt das Medikament Cortison. Das Kortisol hat eine ähnliche Wirkung im Körper. Ursprünglich waren die Katecholamine (Stresshormone) dazu da, den Steinzeitmensch innerhalb von Sekunden in die Lage zu versetzen, vor dem Säbelzahntiger zu fliehen oder mit ihm zu kämpfen.

Heute kämpfen oder fliehen wir nicht mehr. Nichts desto trotz scheiden unsere Nebennierenrinden mehr Stresshormone aus als damals. Denn heute ist unser „Streßpegel" sehr hoch und dauerhaft anhaltend! Diese Hormone sollten uns ursprünglich nur über die „Säbelzahntigersituation" hinweg helfen und nicht täglich, Woche für Woche andauern!

Diese Hormone sorgen dafür, dass vermehrt Zucker aus der Leber ins Blut gegeben wird. Der Blutzuckerspiegel steigt also an. Die einzige Möglichkeit diesen Blutzucker abzubauen, wäre jetzt zu fliehen oder sich mit moderatem Ausdauertraining zu betätigen.

Wer von Ihnen macht das heute? Bei Stress im Job mal kurz raus aus dem Büro und eine Runde durch den Park laufen?

Wenn Sie also kein moderates Ausdauertraining betreiben und viel Stress haben, dann nehmen Sie schnell zu.

Sie merken, dieses Thema ist sehr komplex. Wenn Sie sich etwas mehr Hintergrundwissen aneignen möchten, dann empfehle ich Ihnen „Die Hormonrevolution" von Dr. Michael Platt zu lesen!

Fazit: Nicht bei allen Menschen funktioniert **nur** die Stoffwechsel bezogene Ernährungsumstellung.

Bei manchen Menschen liegt ein Hormonproblem vor. Hormone beeinflussen den gesamten Körper.

Anhand eines Speicheltest kann der Hormonhaushalt kontrolliert werden.

Die wichtigsten Hormone in diesem Bereich sind die Schilddrüsen-, Geschlechts- und Nebennierenhormone.

Die Schilddrüsenhormone sind entscheidend am Energiehaushalt beteiligt.

Die weiblichen Geschlechtshormone haben die Fähigkeit Wasser im Gewebe einzulagern.

Bei Männern führt ein erhöhter Östrogenspiegel zu stärkeren Fetteinlagerungen.

Die Nebennierenrindenhormone beeinflussen den Blutdruck, Herzschlag, und scheiden die Stresshormone aus.

Diese Hormone sorgen dafür, das vermehrt Zucker aus der Leber ins Blut gegeben wird.

KAPITEL 4

Die Dörrpflaume

Und eine Kleinigkeit noch zum Thema: Verschrumpelt wie eine Dörrpflaume.

Wenn Sie sich tagsüber hungrig fühlen, ganz gleich, wie viel Sie gegessen haben, dann sind Sie vielleicht dehydriert.

Viele Menschen verwechseln Hunger mit Durst. Sie essen tonnenweise mehr Kalorien als sie benötigen, während sie nur etwas mehr Wasser trinken müssten!

Es ist unmöglich, ein Buch über eine Diät oder den Gewichtsverlust zu finden, das nicht irgendwo sagt:

„Trinke 2 – 2,5 l Wasser pro Tag."

Selbst wenn all die Gesundheits- und Ernährungsgurus sich in vielen Sachen nicht einig sind, vertreten sie alle dieselbe These:

Wasser ist der Zaubertrank, der ihnen den Gewichtsverlust garantiert!

Wenn Sie bedenken, dass Wasser dem Körper hilft, Fett abzubauen, sich von Abfallstoffen zu befreien (wie sie in ungewolltem Fett oder Giftstoffen zu finden sind) und darüber hinaus ein natürliches Diuretikum (Entwässerungsmittel) und Abführmittel ist, dann ist es kein Wunder, dass es ein absolutes **MUSS** für das Abnehmen ist.

Trinken Sie mindestens das 35-fache ihres Körpergewichts in Millilitern in Form von klarem, sauberem Wasser, um sicher zu stellen, dass ihr Körper sich von dem ungewollten Fett befreien kann, das Sie loswerden wollen.

Machen Sie ein Ritual daraus.

Trinken Sie zu jeder vollen Stunde ein Glas Wasser!

Fazit: Viele Menschen verwechseln Durst mit Hunger.

Wasser hilft dem Körper Fett abzubauen.

Wasser befreit den Körper von Abfallstoffen.

Wasser ist ein natürliches Entwässerungsmittel.

Wasser ist ein natürliches Abführmittel.

Trinken Sie täglich mindestens 35ml / Kg Körpergewicht in Form von klarem, sauberen Wasser.

KAPITEL 5

Zu guter Letzt

Hungerdiät - Lösung zum Abnehmen?

Wenn Sie immer noch denken, dass Sie nur dadurch abnehmen können, indem Sie die nächste Crash-Diät beginnen, dann muss ich Sie enttäuschen.

Der einzige Weg, Ihr Idealgewicht zu erreichen und es zu halten ist eine gesunde Essmethode zu entwickeln, die Ihnen Spaß macht und die Sie beibehalten können (das Schlüsselwort ist **beibehalten!**). Kein unrealistisches und ungesundes Diätschema wird Ihnen jemals helfen, endlich so auszusehen und sich so zu fühlen, wie Sie es schon so lange herbeisehnen.

Wenn Sie von einem langen Leben mit einem schlanken, gesunden und energiegeladenen Körper träumen, dann widmen Sie sich der Aufgabe, genau zu erlernen, wie Sie Ihr Ziel langfristig erreichen und halten können.

Buchempfehlungen

Buchempfehlungen(je nach Stoffwechseltyp):

1. „Ich bin dann mal Schlank" von Patric Heizmann

2. „Schlanke Eiweissküche" von Sebastian Benthe

3. „LOGI" Bücher von Dr. Worm

4. „Schlank im Schlaf" von Dr. Pape

5. „Die ultimative New York Diät" von David Kirsch

6. „Metabolic Balance" von Dr. Funfack

7. „Die Glyx Diät" von Marion Grillpanzer

1. „Die Vitalstoffentscheidung" von Dr. Wenzel

2. „Die Hormonrevolution" von Dr. Platt

Diese Bücher sind unabhängige Bücher und in jedem Buchhandel oder beispielsweise online über amazon.de zu beziehen.

KAPITEL 6

Rezepte

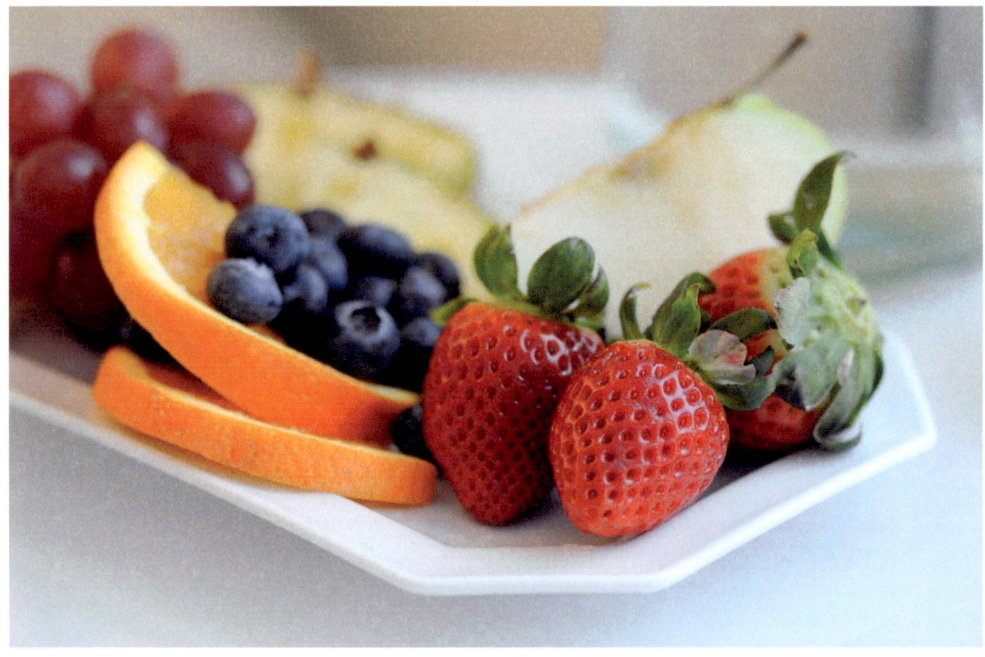

Dieses kleine Rezeptbüchlein beinhaltet einige Lieblingsrezepte von mir, meinen Freundinnen und meinen Klienten, die ich/wir aus diversen Kochbüchern und Online - Quellen entnommen haben.

Da dieses Programm keine vorübergehende Diät im herkömmlichen Sinne ist, sondern ihr neuer Lebensstil, den Sie ein Leben lang behalten sollten, ist es wichtig, dass Ihre Mahlzeiten lecker, interessant und kreativ bleiben.

Wenn Sie immer und immer wieder das gleiche essen, wird es Ihnen schnell langweilig und Sie kommen vom richtigen Weg ab.

Um das zu verhindern ermutige ich Sie, pro Woche wenigstens ein neues Rezept auszuprobieren und mir dieses eventuell auch mitzuteilen, damit ich dieses Büchlein vielleicht auch mit Ihren Rezepten erweitern kann. Seien Sie mutig und probieren Sie Lebensmittel, die Sie vorher noch nie gegessen haben.

Halten Sie sich bei allen Rezepten die hier vorgestellt werden (und auch bei jedem anderen Rezept das Sie ausprobieren) an die Prinzipien des Programms.

Bio-Zutaten sind immer die beste Wahl. Verwenden Sie Bioeier aus Freilandhaltung.

Wählen Sie Fleisch, Geflügel und Fisch, welches frei von Hormonen und Antibiotika -, und in frischem Zustand ist.

Haben Sie keine Bedenken, Salz zu verwenden, aber nehmen Sie unraffiniertes Meersalz oder Himalayasalz.

Öle sollten kalt gepresst sein.

Sie können Zutaten weglassen, wenn diese nicht in Ihren momentanen Speiseplan passen. Sollten Sie gerade in der Phase 1 sein und keine Kohlenhydrate in Form von Nudeln, Kartoffeln, Reis, Brot, Käse und Milchprodukten zu sich nehmen dürfen, dann verändern Sie das Rezept einfach nach Ihren Wünschen!

Frische Lebensmittel sind immer die beste Wahl (Tiefkühlware und damit meine ich nicht Fertiggerichte, sondern die einzelnen Erbsen, den Spinat, Brokkoli usw. ist eine genauso gute Wahl, wie frische Lebensmittel.

Die Grundregel lautet 1 Tag im Kühlschrank hat denselben Vitaminverlust wie 1 Monat im Tiefkühler) und je mehr natürliche Lebensmittel Sie essen, desto gesünder werden Sie – und desto besser fühlen Sie sich.

Das Büchlein ist nach Frühstück, Mittag- und Abendessen, und Gemüse, Salat, Geflügel, Fleisch und Fisch unterteilt. Natürlich können Sie auch Rezepte vom Mittagessen zum Abendessen oder umgekehrt zubereiten, sofern die Speisen kohlenhydratarm sind.

Bitte denken Sie daran, ab spätestens 14 Uhr auf jegliche Art von Kohlenhydraten zu verzichten!

Immer, von nun an!
Das ist nun Ihr neuer Lebensstil!

Nach der Phase 1 dürfen Sie sich einmal in der Woche eine Mogelmahlzeit genehmigen.

Zu dieser Mogelmahlzeit können Sie essen, was immer Sie möchten. Taktisch klug ist es, wenn Sie Ihre Mogelmahlzeit auf das Wochenende legen! Das wird ihnen helfen für den Rest der Woche motiviert zu bleiben, den Heißhunger auf ein Minimum zu reduzieren und Essattacken vorzubeugen.

Wenn es dann soweit ist, dann genießen Sie Ihre Mogelmahlzeit ohne schlechtes Gewissen.

Studien haben ergeben, dass der Körper bei gelegentlichen Schlemmereien seinen Stoffwechsel aktiviert und überschüssige Kalorien verbrennt! Sie können also mit gutem Gewissen Ihre Mogelmahlzeit genießen!

Doch aufgepasst, mehr als eine Mogelmahlzeit pro Woche hat negative Auswirkungen!

Viel Spaß beim ausprobieren! Ich wünsche ihnen guten Appetit

Ihre
Sandra Buchholz

Frühstück

Das beste Frühstück ist ein natürlicher Nährstoffdrink.

Mein persönlicher Power-Fatburner-Drink!

In diesen Getränken stecken sämtliche Nährstoffe, die Sie jeden Tag aufs Neue benötigen.

Nähere Informationen dazu bekommen Sie unter:
www.lifeplus.com/sandrabuchholz

Hier einige Rezepte als Anregung. Jedes Rezept beinhaltet eine Portion. Natürlich darf jedes Rezept abgewandelt werden. Lassen Sie ihrer Fantasie freien Lauf!

Noch ein Tip: hervorragend funktioniert die Herstellung dieser Smoothies in einem Standmixer. Wer keinen Standmixer besitzt kann auch einen Zauberstab benutzen.

Wichtig: Bitte sofort nach der Zubereitung verzehren! Ansonsten quellen die Ballaststoffe in diesem Drink auf und Sie müssen einen Löffel zu Hilfe nehmen.

Frucht-Nuss-Drink

Leckere Erfrischung mit Nussaroma

2 Messlöffel Daily Plus, 120–160 ml Orangensaft, 120–160 ml Wasser, 1 Banane, 1/2 Grapefruit, 1 Kiwi, 5–10 tiefgefrorene Himbeeren, 3–5 Walnüsse oder Mandeln, 5–10 tiefgefrorene rote Johannisbeeren oder Blaubeeren.

Alles miteinander im Standmixer gut verquirlen. Sie können je nach Geschmack auch Triple Protein-Pulver-Vanille hinzu-zufügen. Alternativ können Sie auch einfach eine der Zutaten durch Gurken oder Karotten austauschen bzw. 1/8 der Grapefruit durch Ananas ersetzen.

Buttermilchshake

Eine erfrischende Wohltat für die Sinne

2 Messlöffel Daily Plus, 210–240 ml gekühlte Buttermilch, 140–210 ml ungezuckerter Blutorangensaft, 1–2 Messlöffel Triple-Protein-Pulver-Vanille

Alles miteinander im Standmixer gut verquirlen.

Müsli

Gesund und lecker

2 Messlöffel Daily Plus, 1-2 Messlöffel Triple-Protein-Shake-Vanille, 1 Banane, 1 geriebener Apfel, frisch gepresster Zitronensaft, Mandelmus, Obst der Saison
Banane mit einer Gabel zerdrücken, den geriebenen Apfel und andere Zutaten hinzufügen und gründlich mischen.

Kokosgenuss

Tropisch frischer Geschmack

2 Messlöffel Daily Plus, 1-2 Messlöffel Triple-Protein-Shake-Vanille, 240–320 ml Orangensaft, 60 ml Kokosmilch, 1 EL Kokosraspeln, 1 Prise Zimt, 3–4 Eiswürfel

Alles miteinander im Standmixer gut verquirlen.

Getreidedrink

Frühstücksköstlichkeit

2 Messlöffel Daily Plus, 1-2 Messlöffel Triple-Protein-Shake-Vanille oder Schokolade, 100 ml Hafer- oder Reismilch, 100 ml Ananas-, Pfirsich-, oder Apfelsaft, 100 ml Molke

Alles miteinander im Standmixer gut verquirlen.

Sojadrink mit Banane und Zimt

Köstlicher Bananengeschmack mit Zimtaroma

2 Messlöffel Daily Plus, 300 ml Sojamilch, 1/2 Banane, 2 TL Honig, 1 Prise Zimt

Alles miteinander im Standmixer gut verquirlen.

Kirschjoghurt

Unwiderstehlich cremig

2 Messlöffel Daily Plus, 1-2 Messlöffel Triple-Protein-Shake-Vanille, 1/4 Glas Kirschen und etwas Saft, 300 g Naturjoghurt

Alles vermischen und ganz frisch genießen.

Tolle Melone

Der frische Melonengeschmack versetzt Sie zurück in den Sommer.

2 gestrichene Messlöffel Daily Plus, 240–360 ml Wasser, Sojamilch, 1/4–1/2 Tasse tiefgekühlte Wassermelone

Alles miteinander im Standmixer gut verquirlen.

Vanille-Beeren-Shake

2 Messlöffel Daily Plus, 1-2 Messlöffel Triple Protein-Pulver-Vanille, 240–360 ml Wasser, 1/4–1/2 Tasse tiefgekühlte Erdbeeren, 1/4–1/2 Tasse tiefgekühlte Mangoscheiben.

Alles miteinander im Standmixer gut verquirlen.

Klassisches Getränk für jeden Tag

2 Messlöffel Daily Plus, 1-2 Messlöffel Triple-Protein-Shake-Vanille oder Schokolade, 240–360 ml Wasser, Orangensaft

Alles miteinander im Standmixer gut verquirlen.

Grapefruit-Spaß

Dieses geschmacksintensive Getränk steigert Ihre Energie - puscht ihren Stoffwechsel – und das ganz ohne zusätzliche Fette oder Kalorien.

2 Messlöffel Daily Plus, 1-2 Messlöffel Triple-Protein-Shake-Vanille, 240–360 ml roter Grapefruitsaft oder frisch gepresster Grapefruitsaft

Alles miteinander im Standmixer gut verquirlen.

Orangen-Kick

Sonnig und erfrischend – eine tolle Art, den Tag zu beginnen.

2 Messlöffel Daily Plus, 240–360 ml Orangensaft, 1-2 Messlöffel Triple-Protein-Shake-Vanille

Alles miteinander im Standmixer gut verquirlen.

Apfel-Möhre-Drink

Gesund und lecker

2 Messlöffel Daily Plus, 1-2 Messlöffel Triple- Protein-Shake-Vanille
120 ml Karottensaft, 240 ml naturtrüber Apfelsaft

Alles miteinander im Standmixer gut verquirlen.

Popeye-Obst-Smoothie

Wie der Name schon sagt, verleiht Ihnen dieser Smoothie ungeahnte
Energie.
2 Messlöffel Daily Plus, 1-2 Messlöffel Triple Protein Shake Vanille, 240–
360 ml Sojamilch, 1 Tasse Himbeeren (frisch oder tiefgekühlt),
1 Tasse Spinat, 1/4 Tasse Cashewnüsse, 3–6 Eiswürfel

Mixen Sie alles im Mixer. Wenn Sie sich eine echte Vitaminspritze
gönnen möchten, erhöhen Sie den Spinatanteil auf bis zu drei Tassen.

Ein Hauch von Italien

2 Messlöffel Daily Plus, 120–180 ml Tomatensaft, 120–180 ml
Buttermilch, 4 cl Artischockensaft, 1 TL Olivenöl, 1 TL Balsamicoessig

Alles miteinander im Standmixer gut verquirlen. Runden Sie das Ganze
mit frisch gemahlenem Knoblauch oder Pfeffer ab.

Erdbeer-Mandel-Smoothie

Leckerer, einfacher Smoothie

2 Messlöffel Daily Plus, 1-2 Messlöffel Triple- Protein-Shake-Vanille, 360 ml Wasser, Mandelmilch, 1/2 Tasse Seidentofu, 10 ganze tiefgefrorene Erdbeeren

Alles miteinander im Standmixer gut verquirlen.

Sandra`s Liebling

2 Messlöffel Daily Plus, 1-2 Messlöffel Triple- Protein-Shake-Vanille, ca 10 gefrorene Himbeeren, 1⁄2 Banane, 4 Wallnüsse, 1⁄2 Liter Orangensaft, 1 Lassi-Joguhrt Kokos

Alles miteinander im Standmixer gut verquirlen.

Zusätzlich zum Nährstoffdrink empfiehlt sich ein ausgewogenes Frühstück.

Beispielsweise:

Obstsalat

mit saisonalen Früchten, einem Jogurt-Quark-Gemisch (halb Joghurt / halb Magerquark) miteinander verrührt, je nach Geschmack ein Spritzer Limette oder geriebene Bio-Zitronenschale, etwas gemahlener Bourbon Vanille und einem gesunden Bio-Nussmüsli. Mehr dazu entnehmen Sie meiner Homepage:

www.hannover-praeventologie.de

Omlett

In einer ofenfesten Pfanne etwas Butter auslassen. Währenddessen 4 Eier für 1 Minute in den Mixer geben, langsam etwas Sahne und Salz hinzufügen. Eine Minute mixen und in die heiße Pfanne mit der geschmolzenen Butter gießen. Backen, bis die Oberfläche locker und goldgelb ist. Mit frischen Früchten, Tomaten, Schinken, Käse, Champignons oder Bacon als Frühstück oder Brunch servieren.

Mittag: Gemüse & Beilagen

Blumenkohl:

Ofen auf 220 – 250 C vorheizen.

1-2 Portionen: 50gr. Butter, 1 El Pinienkerne, 1 Stiel glatte Petersilie, 30gr. Parmesan, 1 kleiner Blumenkohl (ca. 700 gr.), 1/2 Tl Salz

Butter in einem Topf erhitzen und die Pinienkerne darin goldbraun rösten. Petersilie hacken, Käse fein reiben. Blumenkohl putzen und in kleine Röschen teilen, in einen Topf geben, mit Wasser bedecken und aufkochen. Salzen. 5 min garen. Sofort abgießen. Blumenkohl in eine Auflaufform geben, Pinienkernbutter darüber und mit Käse bestreuen.

5-8 min im Backofen grillen.

Mary Jo-Spinat

6 Portionen: 2 Bündel frischer Spinat 1 EL Butter 1 Knoblauchzehe, gehackt, 1 EL Pinienkerne 1 EL sonnengetrocknete Tomaten in Flocken (nach Wahl). Den Spinat dünsten. Butter mit Knoblauch, Pinienkernen und Tomatenflocken schmelzen. Das Ganze über den Spinat gießen, leicht vermischen und servieren.

Verwelkter Spinat

3 Portionen: 1 Büschel (~310 g) ganze frische Spinatblätter, Butter zum Abschmecken

Die Stängel des Spinats abschneiden und gut waschen, so das die Blätter feucht sind. In einen großen Topf geben, den Deckel darauf setzen und bei mittlerer Hitze erhitzen (kein Wasser dazu geben; das Wasser auf den Spinatblättern reicht zum dünsten aus). Sobald der Spinat köchelt, die Hitze auf niedrige Stufe reduzieren. Mehrere Minuten weiter kochen, bis die Blätter schlaff werden. Mit einem Sieblöffel die Spinatblätter in eine vorgeheizte Servierschüssel geben. Den Spinat mit der Rückseite des Löffels von Wasserrückständen befreien. Den Spinat in Portionen unterteilen und mit einer großzügigen Menge Butter servieren.

Butternusskürbis-Püree mit Pekanüssen

6 Portionen: 3 mittelgroße Butternusskürbisse, 1-2 EL Butter (zum Einfetten der Form), 3 Eier leicht geschlagen, 1/4 TL Muskatnuss, Salz zum Abschmecken, 2 EL Butter geschmolzen, 80 g rohe gehackte Pekannüsse

Den Ofen auf 175°C vorheizen.

Die Kürbisse der Länge nach halbieren und die Kerne entfernen. Die Kürbishälften mit den angeschnittenen Seiten nach unten in eine Kuchenform mit ca. 1 cm Wasser legen. 1 Stunde backen, bis der Kürbis weich wird. Anschließend das Fleisch in eine Küchenmaschine geben und pürieren. Ei und Muskatnuss hinzufügen und je nach Geschmack etwas Salz verwenden. Das Püree in eine ofenfeste Schüssel geben. Die geschmolzene Butter über das Kürbisfleisch gießen und mit Pekannüssen bestreuen. Cirka 30 Minuten backen.

Gefüllte Pilze mit Spinat

Diese leckere und elegante Beilage zu Rind sollte im Voraus zubereitet werden.

8 Portionen: 180 g gedünsteter Spinat, 8 große weiße, frische Champignons, 1 Büschel Frühlingszwiebeln fein gehackt, 2 EL Butter, 2 EL Olivenöl, 1/4 TL Muskatnuss Salz und frisch gemahlener, schwarzer Pfeffer zum Abschmecken, 1-2 EL Butter (zum Einfetten)

Den Ofen auf 175°C vorheizen. Den gekochten Spinat von Restwasser befreien. Die Pilze waschen, die Stämme entfernen und fein hacken; die Pilzkappen beiseite legen. Die Pilze mit den Frühlingszwiebeln in Butter und Öl sautieren, bis sie weich werden. Den Spinat hinzufügen und eine Minute weiter kochen, bis die Feuchtigkeit verdunstet ist, dabei gut umrühren. Muskatnuss hinzufügen und nach Geschmack mit Salz und Pfeffer würzen.

Die Pilzkappen mit der Stopfmischung füllen und in eine gefettete Form legen. 5 mm Wasser hinzufügen und ca. 20 Minuten backen.

Gebackene Süßkartoffeln

4 Portionen: 4 ganze Süßkartoffeln, 4 TL Butter, Salz zum Abschmecken

Den Ofen auf 175°C vorheizen.

Die Süßkartoffeln an mehreren Stellen mit einer Gabel perforieren. Ca. 1 1/2 Stunden backen, bis die Kartoffeln weich werden. Die Kartoffeln, Butter und Salz pürieren.

Süßkartoffel-Dollar

4 Portionen: 3–4 ganze Süßkartoffeln, 1 EL geschmolzene Butter, 2 EL Olivenöl, Salz zum Abschmecken

Den Ofen auf 175°C vorheizen.
Kartoffeln schälen und quer in Stücke schneiden.

Butter und Olivenöl vermischen und zwei Backbleche mit der Hälfte der Mischung fetten. Die Kartoffelstücke in einer Schicht aufs Blech legen, dann mit der restlichen Mischung bestreichen. Leicht mit Salz abschmecken.

45 Minuten backen.

Sautierte Zucchini

Wie alle Mitglieder der Familie der Kürbisse, kann die Struktur der Zucchini durch zu starkes Erhitzen zerstört werden. Auch das Dünsten ist nicht die bestes Variante. Stattdessen sollte man die Zucchini in Scheiben schneiden, diese in Butter oder Öl sautieren und mit einem Spritzer Zitronensaft, Salz und Pfeffer verfeinern.

4 Portionen: 6 mittelgroße Zucchini, gewaschen und geschnitten, 2 TL Salz, 2 EL Butter (oder Olivenöl), Saft einer halben Zitrone, Salz und frisch gemahlener schwarzer Pfeffer zum Abschmecken

Die Zucchini in dünne, streichholzartige Scheiben schneiden (dafür die Julienne-Scheibe einer Küchenmaschine verwenden). Salz hinzufügen, gut vermischen und 1 Stunde stehen lassen.

Die Zucchini mit kaltem Wasser spülen und mit einem Trockentuch abtrocknen.

Butter langsam bei niedriger Hitze in einer Bratpfanne schmelzen lassen. Die Hitze auf mittlere Stufe erhöhen und die Zucchini ca. 1 Minute sautieren. Dann in eine Servierschüssel geben und mit Zitronensaft, Salz und Pfeffer würzen.

Zucchini mit Tomaten

1-2 Portionen: 2 mittelgroße Zucchini, gewaschen und geschnitten, 3⁄4 TL Salz, 2 EL Butter, 2 EL Olivenöl, 2 mittelgroße Zwiebeln, geschält und gehackt, 2 mittelgroße Tomaten, geschält, entkernt und gehackt, 1 oder 2 Knoblauchzehen gehackt, 1⁄2 TL getrockneter Thymian, 1⁄2 TL frisch gemahlener schwarzer Pfeffer

Die Zucchini der Länge nach vierteln, dann jedes Viertel noch einmal schneiden. Mit Salz vermischen und ca. 1 Stunde stehen lassen. Die Zucchini anschließend waschen und mit einem Trockentuch abtrocknen.

1 EL Butter und 1 EL Olivenöl in einer großen Bratpfanne erwärmen und die Zucchini bei mittlerer Hitze golden sautieren. Von der Hitze nehmen und zur Seite stellen.

Zwiebel in 1 EL Butter und 1 EL Olivenöl bei mittlerer Hitze sautieren. Tomaten hinzufügen und die Hitze hochdrehen. Einige Minuten sautieren, bis die Flüssigkeit beinahe verschwunden ist. Zucchini, Knoblauch, Thymian und Pfeffer hinzufügen und ca. 1 Minute sautieren.

Kohlrabicremesuppe

2 Portionen: 2 Kohlrabi, 250 ml Gemüsefond,100 ml Sahne, 25 g Butter, 3 EL Olivenöl, 1 Bund Petersilie, Salz/Pfeffer aus der Mühle

Von den Kohlrabi die Blätter entfernen, davon die Herzblätter waschen und klein schneiden. Die Kohlrabi schälen, in kleine Würfel schneiden und mit den Herzblättern in der Butter andünsten.

Die Butter in einem Topf schmelzen und den Kohlrabi und die Herzblätter hinzugeben. Das Ganze anschließend mit 25 Millilitern Sahne und circa 50 Millilitern Wasser ablöschen. Die Flüssigkeit einkochen lassen, nach und nach mit etwas Sahne und dem Gemüsefond auffüllen, bis der Kohlrabi weichgekocht ist.

Sobald die Kohlrabistücke weich sind, das Gemüse mit einem Pürierstab pürieren. Die Suppe mit Salz, Pfeffer und etwas Muskatnuss abschmecken.

Die Petersilie zupfen und fein hacken.

Die Suppe in tiefe Teller geben und mit der Petersilie garnieren.

Steckrübenpüree mit Spinat und Garnelen

Die Steckrübe kommt im Winter frisch auf den Tisch, denn sie wird von September bis Mai geerntet. Sie liefert Kalzium, Kalium und Vitamin C. Durch ihren hohen Wassergehalt ist sie sehr kalorienarm und schmeckt angenehm süßlich-würzig. In ihr stecken nur 5 gr. Kohlenhydrate pro 100 gr!

2 Portionen: 1/2 kleine Steckrübe, 400ml Gemüsebrühe, 1 Zitrone, 1 Knoblauchzehe, 1 große Zwiebel, 250g tiefgefrorene oder frische

Riesengarnelen, 1 EL Rapsöl, 1 TL Butter, 300 gr. tiefgefrorener Blattspinat, 4 EL saure Sahne, 2 EL geriebener Parmesan, Salz, schwarzer Pfeffer, Ingwer, Currypulver, Koriander, Muskat.

Um den Geschmack der Steckrübe zu unterstreichen, geben Sie etwas Butter und Kreuzkümmel hinzu.

Zuerst einen flachen Topf mit 400ml Gemüsebrühe aufsetzen. Die Steckrübe schälen, waschen und in kleine Würfel schneiden. Die Stückchen in die kochende Gemüsebrühe geben und etwa 10 min. bei größerer Hitze und geschlossenem Deckel kochen lassen.

Die Zitrone halbieren und mit einer Saftpresse auspressen. Den Knoblauch und die Zwiebeln schälen und klein würfeln. Das Öl im Topf erhitzen, zuerst die Riesengarnelen etwa 2 min. bei größerer Hitze braten, danach den Knoblauch und die Hälfte der Zwiebeln hinzugeben und eine weitere Minute Braten. Die Garnelen aus dem Topf nehmen und mit dem Saft der halben Zitrone, Salz, Pfeffer und Koriander marinieren und würzen.

Den Topf säubern und die Butter bei mittlerer Hitze zum schmelzen bringen. Die Zwiebeln ca. 1 Min. darin braten und danach den gefrorenen Blattspinat dazugeben. Mit Salz, Pfeffer, Muskat, Currypulver und Ingwer kräftig würzen. Das Gemüse bei geschlossenem Deckel ca. 6 min. dünsten. Die Garnelen und den Parmesan 2 min. vor Garende zum Spinat geben und verrühren. Nebenher die Steckrübe vom Herd nehmen und mit einem Pürierstab zerkleinern. Mit Salz und Muskat würzen. Püree auf den Tellern anrichten. Die saure Sahne und den restlichen Zitronensaft unter den Spinat rühren und neben dem Püree anrichten.

Tip1: statt Riesengarnelen: Shrimps, Lachs oder Sardinen
Tip2: statt Spinat: Mangold oder Grünkohl

Ratatouille

1-2 Portionen: 1 kleine Zwiebel, je 1 gelbe, rote, orangene Paprika, 1 Aubergine, 3 Tomaten, 1 Zweig Rosmarin, 125 ml Fond (Gemüse oder Fleisch), Aceto, Salz, Pfeffer, Olivenöl

Gemüse klein würfeln, Zwiebeln mit Olivenöl andünsten, Gemüse für 5 min dazugeben, Rosmarinnadeln klein hacken, mit Fond zum Gemüse geben und für 15-20 min köcheln lassen mit Salz, Pfeffer und Aceto abschmecken.

Mittag: Marinaden & Saucen

Ketchup

8 mittelgroße Tomaten, 2 große Zwiebeln, 1 große Möhre würfeln und in einen flachen Topf geben und mit 1 Wasserglas Weinessig zum Kochen bringen.

2 TL Basilikum, 2 TL Paprika edelsüß, 1 TL Salz, 1 TL Kurkuma, 2 Lorbeerblätter dazugeben und alles etwas 15 min mit geschlossenem Deckel kochen lassen. Danach in einem hohen Gefäß mit einem Pürierstab zerkleinern und durch ein Sieb streichen, evtl. mit Salz abschmecken. Anschließend die warme, dickflüssige Tomatensoße in Gläser füllen. Dunkel und im Kühlschrank gelagert ist der Ketchup drei Wochen haltbar.

Marinade für alle Fälle

Diese köstliche Marinade kann für Gemüse, Fisch, Geflügel und Fleisch gleichermaßen verwendet werden. Sie schmeckt besonders gut bei gegrilltem Rinderbraten und Steak.

MARINIERZEIT: über Nacht

ERGIBT: genug für 9 kg Fleisch

1 rote Zwiebel gehackt, 1 ganze Knoblauchknolle gerieben, 4 TL Salz, 4 TL gemahlener weißer Pfeffer, 4 TL frisch gemahlener schwarzer Pfeffer, 4 TL Paprikapulver, 3 TL getrockneter Basilikum, 4 TL Worcestersauce, 250 ml Zitronensaft, 300 ml Rotweinessig, 860 ml Olivenöl

Vermischen Sie alle Zutaten, bis diese gut verrührt sind, über das Fleisch gießen und über Nacht marinieren.

Tipp: Fleisch in eine Plastiktüte legen, mit Marinade bedecken, die Tüte gut verschließen und einmal „durchkneten".

Koriander-Marinade

Diese Marinade schmeckt köstlich zu gegrilltem Fisch oder gegrillter Aubergine.

ERGIBT: 120 ml

1 Büschel Koriander, nur die Blätter, fein gehackt, Saft einer Zitrone, 3 geriebene Knoblauchzehen, 110 ml Olivenöl, 1/4 TL frisch gemahlener schwarzer Pfeffer. Alle Zutaten miteinander verrühren.

Karibische Gewürzmischung

Diese Gewürzmischung enthält wenige Kalorien, wenige Kohlenhydrate und ist trotzdem geschmackvoll. Gut für Gegrilltes.

6 EL geriebener Knoblauch (oder Knoblauchpulver), 6 EL gehackte Zwiebeln, 6 EL getrocknete, geriebene Zwiebeln (oder Zwiebelpulver), 2 EL Piment, 1 EL getrocknetes scharfes rotes Paprikapulver, 2 EL ungarische Paprika, 1 Prise Steviapulver oder Zucker, 2 EL gemahlener Thymian, 2 EL gemahlener Zimt, 2 TL gemahlene Muskatnuss, 1 1/2 EL gehackte Habañeros, Schale von 2 Zitronen. Alle Zutaten vermischen.

Sauce Béarnaise

Richtig hergestellt wird die Sauce Béarnaise bei mittlerer Hitze, sodass die Enzyme des Eigelbs erhalten bleiben. Sie schmeckt wunderbar zu Fleisch und gegrilltem Fisch, sodass es sich lohnt, die Zubereitung zu beherrschen – sie ist nicht schwer. Sie können diese Sauce als Zugabe zu Fisch und Fleisch verwenden.

ERGIBT: 20 gr.

2 EL fein gehackte Frühlingszwiebeln, 1 EL fein gehackter frischer Estragon (oder 1 TL getrockneter Estragon), 2 EL Weißweinessig, 2 EL trockener Weißwein, 5 Eigelb - Zimmertemperatur, 125 g Butter, in Stücke zerteilt, frischer Zitronensaft zum Abschmecken, Messerspitze Salz, Messerspitze frisch gemahlener schwarzer Pfeffer

In einer kleinen Pfanne Frühlingszwiebeln, Estragon, Essig und Wein vermischen, zum Kochen bringen und auf ~1 EL Flüssigkeit reduzieren. In eine Schüssel geben und beiseite stellen.

In einer kleinen Schüssel Eigelb umrühren und beiseite stellen.

Die Schüssel mit der Flüssigkeit über einem Topf mit heißem Wasser bei niedriger Hitze erwärmen. Der Flüssigkeit Stück für Stück die Butter hinzufügen und umrühren, bis sie geschmolzen ist. Dann langsam das Eigelb hinzufügen und umrühren, bis die Masse gut vermischt ist. Die restliche Butter hinzufügen und umrühren, bis sie gut verrührt ist. Die

Sauce sollte warm und leicht angedickt sein. Von der Hitze nehmen und Zitronensaft, Salz und Pfeffer unterrühren.

Die Schüssel über dem heißen Wasser lassen, um die Sauce warm zu halten, dabei bis zum Servieren gelegentlich umrühren.

Mittag: Geflügel

Einfaches Brathähnchen

Dieses Rezept ist schnell und einfach zubereitet und schmeckt einfach herrlich! Das übrig gebliebene Fleisch können Sie für künftige Mahlzeiten im Kühlschrank aufbewahren.

ERGIBT: 11 Portionen: 1 Brathähnchen, 1 EL Butter, 1 mittelgroße Knoblauchzehe gehackt, ¾ TL Salz, schwarzer Pfeffer (4-5 Umdrehungen mit der Pfeffermühle), 2 TL frische gehackte Thymianblätter

Anmerkung: für eine goldene Haut sollte das Hähnchen in den letzten 30 Minuten gewendet werden.

Den Ofen auf 175°C vorheizen Das Hähnchen waschen und das Fett entfernen. In einer kleinen Schüssel Butter, Knoblauch, Salz, Pfeffer und Thymian zu einer Paste verrühren, dann auf dem Hähnchen verteilen. Das Hähnchen in eine Bratform legen, die Brust nach unten.

Ungefähr 1 ½ Stunden unbedeckt rösten. Das Hähnchen ist fertig, wenn das Bein leicht abzuziehen ist und das Fleisch zart ist. Das Hähnchen aus der Pfanne nehmen und bedeckt 5-10 Minuten abkühlen lassen.

Das Hähnchen in Portionen zerteilen und mit Sauce servieren. Vor dem Verzehr die Haut entfernen.

Tipp: Für die Sauce die Flüssigkeit aus der Bratform nehmen und mit 1 1/2 EL Pfeilwurz und 500 ml Wasser eine Sauce herstellen.

Gedünstetes Hähnchen mit Gemüse

Gedünstetes Hähnchen mit Gemüse ist eine einfache, gesunde Mahlzeit, um überflüssiges Fett zu verbrennen, die Zubereitungszeit gering zu halten und kein Schlachtfeld in der Küche zu hinterlassen.

ERGIBT: 4 Portionen: 1 mittelgroßer Wirsing, zerteilt, 170 gr. junge Karotten, der Länge nach geschnitten, 1 Stück frischer Ingwer geschält, geschnitten und in streichholzgroße Stücke geschnitten, 1 mittelgroße Knoblauchzehe, gehackt, 6 Frühlingszwiebeln, gedrittelt, 30 gr. grob gehackte Petersilie, 1 TL Salz, schwarzer Pfeffer (3-4 Umdrehungen mit der Pfeffermühle), 2 große Hühnerbrusthälften ohne Knochen, 2 TL Kokosöl (oder Butter), 120 ml Hühnerbrühe

2,5-5 cm Wasser in einem Suppentopf zum Kochen bringen, dann die Hitze runterdrehen.

Den Wirsing in die Gugelhupfform geben. In der Zwischenzeit Karotten, Ingwer, Knoblauch, Frühlingszwiebeln und Hähnchen in einer großen Schüssel vermischen. Öl hinzufügen, mit Salz und Pfeffer würzen. Gleichmäßig auf dem Wirsing verteilen.

Zum Dünsten eine Gugelhupf-Form zu verwenden. Gugelhupfform in kochendes Wasser geben. Hühnerbrühe über Hähnchen und Gemüse gießen und 18-20 Minuten dünsten.

Gegrilltes Karibik-Hühnchen

ERGIBT: 5 Portionen: 2 Brathähnchenhälften, 1 EL Kokosöl (oder Butter), 6 EL Karibische Gewürzmischung (finden Sie bei den Marinaden)

Den Grill auf mittlerer Hitze vorheizen. Die Brathähnchenhälften mit Öl und karibischer Gewürzmischung einreiben. Das Hähnchen 1- 1 1/2 Stunden braten, dabei alle 15-20 Minuten wenden.

Einfache gegrillte Hühnerbrust

Mit gegrilltem Spargel oder Salat servieren.
ERGIBT: 4 Portionen: 4 Hühnerbrusthälften ohne Knochen oder Haut, 55 ml Olivenöl, Saft einer Zitrone, 1 TL Salz, 1 TL frisch gemahlener schwarzer Pfeffer

Hähnchen mit kaltem Wasser waschen. Olivenöl, Zitronensaft, Salz und Pfeffer in einer großen Schüssel verrühren, über das Hähnchen geben. Hähnchen in den Kühlschrank stellen und 1 Stunde marinieren.

Den Grill auf mittlerer Hitze vorheizen. Hähnchen auf jeder Seite 6-8 Minuten goldbraun braten.

Hühnerbrust mit Knoblauch- und Kräutermarinade

4 Portionen: 5 Knoblauchzehen gehackt, 1 TL getrocknetes Basilikum, 1 TL getrockneter Thymian, 1 TL getrockneter Oregano, 1 TL getrockneter Estragon, 1 TL Salz, 1 TL frisch gemahlener schwarzer Pfeffer, Saft und Schale einer Zitrone, 120 ml Olivenöl, 6 Hühnerbrust-hälften ohne Knochen und Haut

1 EL Olivenöl, Knoblauch, Kräuter, Salz, Pfeffer, Zitronensaft und – schale und Olivenöl in einer großen Plastiktüte vermischen. Hähnchen hinzugeben und mindestens 2 Stunden (oder über Nacht) im Kühlschrank marinieren.

Den Grill auf mittlerer Hitze vorheizen. Den Rost mit Öl bestreichen. Das Hähnchen 5 Minuten auf jeder Seite grillen.

Tomaten-Fenchel-Hähnchen mit Blumenkohl und Oliven

4 Portionen: 2 TL Olivenöl, 8 Hühnerschenkel ohne Knochen, 8 in dünne Scheiben geschnittene Knoblauchzehen, 240 ml trockener Weißwein, 870 g Tomaten (aus der Dose), 240 ml Hühnerbrühe, 1 TL Fenchel-samen, 1/4 TL gemahlener Cayenne-Pfeffer, 1 TL sonnengetrocknete Tomaten, gehackt Schale einer Zitrone, 135 g entkernte Oliven, 1/4 TL Salz, 1/8 TL Pfeffer, 400 g Blumenkohl, 1 EL frische gehackte Petersilie

Olivenöl in einem großen Topf bei erhitzen. Das Hähnchen ca. 3-4 Minuten auf jeder Seite bräunen, dann aus dem Topf nehmen und die Hitze auf niedrige Stufe zurückdrehen. Das überschüssige Öl wegschütten. Im selben Topf Knoblauch und 1 EL Wein vermischen und 1 Minute kochen. Den restlichen Wein, Tomaten, Brühe, Fenchelsamen, Cayennepfeffer, sonnengetrocknete Tomaten, Zitronenschale, Oliven, Salz und Pfeffer hinzufügen. Das Hähnchen in den Topf geben. Die Sauce zum Kochen bringen. Dann die Hitze herunterdrehen und 25 Minuten köcheln lassen.

Blumenkohl unterrühren. 10 Minuten weiterköcheln lassen, bis das Fleisch gar und der Blumenkohl zart ist.

Das Hähnchen auf eine Servierplatte legen, mit Sauce beträu- feln und mit Petersilie bestreuen.

Hähnchensticks mit Sesam

1 Portion: 1/4 TL helle Sojasoße, 1/4 TL Senf, 1 TL Wasser, 1 TL Kurkuma (geht auch ohne...), 110 gr. Hähnchenbrust in 4 Streifen geschnitten, 1 EL schwarzer und weißer Sesam

Alles in einen Gefrierbeutel geben, vermischen und 1 Std. marinieren, dann im Sesam wälzen und für 12 min bei 180 C im Backofen backen.

Ich mache immer gleich 4-5 Portionen und lasse sie im Kühlschrank. Ein super Snack für zwischendurch, Mitbringsel für eine Party oder auf Salat...

Koriander-Hähnchen

Für dieses Rezept können sowohl die Blätter als auch die Samen des Korianders verwendet werden.

3-4 Portionen: 1 kleines Hähnchen, in Stücke geschnitten, 1 EL Butter, 4 EL Olivenöl, 4 große Knoblauchzehen, gerieben, 1 TL Gelbwurz oder Safran, Salz und frisch gemahlener schwarzer Pfeffer zum Abschmecken, 1 Büschel frisch gehackter Koriander (oder 2 TL getrocknet), 240 ml Wasser, 120 gr. entkernte Oliven, 1 Zitrone in Scheiben

Das Hähnchen in Butter und Öl in einer Bratpfanne bei mittlerer Hitze anbraten. Knoblauch, Gelbwurz, Salz, Pfeffer und Koriander hinzufügen und ca. 10 Minuten braten, dabei das Hähnchen gelegentlich wenden. Wasser hinzugeben und bei niedriger Hitze köcheln lassen bis das Hähnchen zart ist.

Oliven und Zitronenscheiben hinzufügen und 8-10 Minuten weiter kochen.

Country-Hähnchen

4 Portionen: 4 Scheiben Speck, 1 kleines Hähnchen, in 8 Stücke geschnitten, 1 grüne Paprika, entkernt und gehackt, 1 gehackte Zwiebel, 2 gehackte Knoblauchzehen, 90 gr. gehackte Sellerie, 6 Tomaten, 250 ml Orangensaft, 2 EL Currypulver, 1/2 TL getrockneter Thymian, 70 gr. geröstete und gehackte Mandeln, 15 gr. gehackte Petersilie

Speck in einer Bratpfanne sautieren und auf Papiertücher legen. Mit dem übrig gebliebenen Fett die Hähnchenstücke anbraten, dabei häufig wenden. Dann die Stücke beiseite legen.

In der Pfanne sollten sich nicht mehr als 2 EL Fett befinden. Paprika, Zwiebeln, Knoblauch und Sellerie 5 Minuten darin sautieren. Die Tomaten grob hacken und mit etwas eigenem Saft und Orangensaft hinzufügen. Mit Currypulver und Thymian würzen. Die Mischung zum Kochen bringen, dann die Hitze herunter drehen und 5 Minuten köcheln lassen. Das Hähnchen zurück in die Pfanne geben und umrühren, um es mit Sauce zu bedecken. Mit Deckel 30 Minuten köcheln lassen.

Das Hähnchen auf eine tiefe Platte legen. Die Sauce über das Hähnchen gießen und mit Mandeln und Petersilie garnieren.

Geröstetes Hähnchen mit Rosmarin und Knoblauch

2-3 Protionen: 1 großes Brathähnchen, 11/2 EL gehackten Knoblauch, 11/2 EL frischen gehackten Rosmarin, 4 mittelgroße Zwiebeln, 2 Knoblauchknollen, 1 EL Olivenöl

Den Ofen auf 230°C vorheizen.

Das Hähnchen waschen und trocknen. Hals, Innereien und Fett entfernen und die Haut an Brust und Schenkeln lockern. Darunter Knoblauch und Rosmarin legen. Die Flügel auf den Rücken des

Hähnchens legen. Dann mit der Brust nach oben in eine Bratform legen.

Dünne Scheiben von den Enden der Zwiebeln schneiden und schälen. Die Oberseite des Knoblauchs abschneiden, die Wurzel intakt lassen. Zwiebeln und Knoblauch mit Öl einreiben und um das Hähnchen herum arrangieren. Nach 30 Minuten die Hitze auf 175°C zurückdrehen und weitere 1 Std. 15 Min. backen.

Putenpfanne

Ob sie im Wok oder in der Bratpfanne zubereitet wird – die Putenpfanne ist eine schnelle und gesunde Mahlzeit. Mit diesem Rezept können Sie sogar übrig gebliebene Pute verwerten!

4 Portionen: 1 EL Kokosöl (oder Butter), 3 Scheiben gehackter Ingwer, 1 große gehackte Knoblauchzehe, 1 mittelgroße, rote gehackte Zwiebel, 240 gr. diagonal geschnittenen Sellerie, 1 mittelgroße, in Halbkreise geschnittene Karotte, 1 geschälten und gewürfelten Brokkolistamm, 2 mittelgroße, geschälte und gewürfelte Kohlrabi, 70 gr. Brokkoliröschen, 210 gr. gehackten Kohl (oder Spinat), 250gr. frische, geschnittene Pilze, 300 gr. gekochter, gewürfelter Truthahn (oder Hähnchen), 2 TL getrockneter Thymian (oder Majoran), 1/4 TL Currypulver, 1 EL Tamari

Anmerkung: Legen Sie die Zutaten griffbereit zurecht, bevor Sie mit dem Kochen beginnen.

Kokosöl in einer Bratpfanne bei großer Hitze erhitzen. Ingwer und Knoblauch hinzufügen und unter umrühren 30-45 Sekunden braten. Zwiebeln, Sellerie, Karotten, Brokkolistamm und Kohlrabi hinzufügen und unter umrühren 3-4 Minuten braten. Brokkoliröschen, Kohl und Pilze hinzufügen und 1 Minute braten. Die fertig gekochte Pute, Thymian und Currypulver hinzufügen, die Hitze auf mittlere Stufe zurückdrehen und ca. 2 Minuten unter Umrühren braten.

Von der Hitze nehmen, Tamari unterrühren und sofort servieren.

Alternative: um übrig gebliebenes Fleisch zu verwenden, schneiden Sie es in gleichmäßig große Stücke und fügen dieses hinzu, sobald das Gemüse einige Minuten gebraten wurde.

Puteneintopf

Diese warme Mahlzeit eignet sich bestens für den Herbst oder den Winter.

4 Portionen: 900 gr. Pute, 1 mittelgroße, geschnittene Lauchstaude, 2 gehackte Selleriebüschel, 2 TL frische Thymianblätter, 2 TL frische Oreganoblätter, 1 TL Salz, 140 gr. geschälten und gewürfelten Winterkürbis, 1 mittelgroße, gehackte Karotte, 1 Stab Zimt, 500 gr. Tomaten, 480 ml Wasser (oder Hühnerbrühe),200 gr. gekochte Linsen

Pute mit der Haut nach unten 3-5 Minuten sautieren. Das Fleisch wenden, dann Lauch, Sellerie, Thymian, Oregano und Salz hinzufügen und sautieren, bis der Lauch durchsichtig wird. Kürbiswürfel, Karotten, Zimt, Tomaten und Wasser hinzufügen und bei niedriger Hitze ca. 10-15 Minuten köcheln lassen.

Kurz vor dem Servieren den Zimt entfernen und die Linsen unterrühren.

Puten-Chili

4 Portionen: 2 TL Butter, 450 mageres Putenhackfleisch, Salz und frisch gemahlener schwarzer Pfeffer zum Abschmecken, 150 gr. Rote, grob gehackte Paprika, 1 mittelgroße, grob gehackte Zwiebel, 75 gr. grob gehackten Sellerie, 1 gehackte Knoblauchzehe, 2 TL Chilipulver, 1 TL

Paprikapulver, 1 TL gemahlener Kreuzkümmel, 1/8 TL gemahlener Cayennepfeffer, 450 gr. Eiertomaten, 120 ml Hühnerbrühe, 1 Lorbeerblatt

1 TL Butter in einem Topf erhitzen. Pute hinzufügen, mit Salz und Pfeffer würzen und 2-3 Minuten kochen. Dann in eine Schüssel geben und warmhalten.

Die Hitze auf niedrige Stufe zurückdrehen und 1 TL Butter erhitzen. Darin Paprika, Zwiebel, Sellerie und Knoblauch 3-5 Minuten kochen, bis das Gemüse weich wird. Chilipulver, Paprikapulver, Kreuzkümmel und Cayennepfeffer hinzufügen und unter umrühren 1 Minute kochen. Tomaten, Brühe und das Lorbeerblatt hinzufügen. Zum Kochen bringen, dann die Hitze zurückdrehen und 15 Minuten ohne Deckel köcheln lassen.

Die Pute hinzufügen und 5 Minuten weiter köcheln lassen. Vor dem Servieren das Lorbeerblatt entfernen.

Geröstete Pute mit Kräutern

6 Portionen: 1 gepökelte Pute ca. 5-6 kg schwer, 1 Zitrone , 50-100 ml Olivenöl, 4 EL ungesalzene Butter, Salz und gemahlener schwarzer Pfeffer zum Abschmecken, 3 Büschel frischer Rosmarin, 3 Büschel frischer Thymian, 720-1200 ml Hühnerbrühe, 240 ml Weißwein, 1 Lorbeerblatt, 1 EL getrockneter Thymian, 1 EL getrockneter Rosmarin, 1 EL getrocknetes Basilikum

Anmerkung: für eine goldene Haut sollte die Pute unbedeckt sein und die Hitze im Ofen 30 Minuten, bevor die Pute fertig wird, 230°C betragen.

Den Ofen auf 160°C vorheizen.

Zitronensaft über die Pute gießen und die Zitronenstücke in die Pute legen. Olivenöl, Butter, Salz und Pfefferkörner vermischen und auf der Pute verteilen. Rosmarin und Thymian unter die Haut der Brust legen. Die Beine mit einem Stück Küchenschnur zusammenbinden und die Öffnung schließen. Brühe und Wein in eine Bratform gießen und das Lorbeerblatt und die Kräuter hinzufügen. Die Pute mit der Brust nach oben in die Form geben und bedecken.

Die Pute braten, bis die Säfte fließen und die Temperatur des Fleischs 70°C beträgt (Pro 450 gr. können Sie von 15 Minuten ausgehen). Vor dem Anschneiden 20 Minuten ruhen lassen.

Hähnchen in Erdnussbutter aus dem Wok

1 Portion: Sesamöl, 1,5 Tl Erdnussbutter, 200ml Kokosmilch, 1/4 Glas Bambusschösslinge (z.B.: von Bambo Garden), 1 Möhre (Achtung enthalten genauso viele Kohlenhydrate wie Kartoffeln! wenn Sie die gerade nicht dürfen weil Sie in Phase 1 sind, einfach weglassen...), 1 Hähnchenbrustfilet, eine Handvoll Pilze.

Hähnchen und Möhre waschen, trocknen und in dünne Scheiben schneiden. Pilze putzen und in Scheiben schneiden. Wok vorheizen, Sesamöl hineingeben, Hähnchenbrust kurz anbraten, dann auf das Gitter legen. Pilze und Möhren anbraten. Kokosmilch, Salz und Erdnussbutter dazu geben und alles etwas köcheln, bis die Soße schön cremig ist. Hähnchenbrust und Bambus in die Soße legen. Fertig.

Wer möchte und darf kann sich etwas Vollkornreis dazu machen.

Mittag: Fisch

Einfach gegrillter Heilbutt

6–8 Portionen: 900 gr. Heilbuttsteaks, Salz und frisch gemahlener schwarzer Pfeffer zum Abschmecken, 60 ml (nach Geschmack mehr) Zitronensaft, 1 EL Butter (oder Kokosöl)

Heilbutt mit einem feuchten Tuch abwischen. Mit Salz, Pfeffer und Zitronensaft würzen und mit Butter bestreichen. Braten oder Grillen.

Heilbutt mit Senfkruste

Auf jungem Spinat oder Rucola servieren.

1–2 Portionen: 190 gr. Heilbuttsteaks, 1 TL Senf, je 1 TL frisch gehackter Thymian, Oregano und Rosmarin, ½ TL frisch gemahlenen schwarzen Pfeffer, 1 TL Wasser, 1-2 EL Butter

Den Ofen auf 175°C vorheizen

In einer kleinen Schüssel Senf, Thymian, Oregano, Rosmarin, Pfeffer und Wasser zu einer Paste verrühren.

Eine ofenfeste Auflaufform fetten, den Heilbutt hineinlegen und mit der Senf-Kräuter-Paste einreiben. 15-20 Minuten backen.

Gegrillter Schwertfisch

6 Portionen: 670 gr. Schwertfischsteaks, 90 ml Koriander-Marinade, 20 ml Sauce Béarnaise

Beide Seiten des Schwertfischs mit Koriandermarinade bestreichen, bedecken und mehrere Stunden im Kühlschrank marinieren.

Den Schwertfisch 5-10 Minuten auf jeder Seite grillen, je nach Durchmesser der Steaks. Der Fisch sollte nicht anbrennen. Mit Sauce Béarnaise servieren.

Einfach bedeckter Lachs

Den Ofen auf 175°C vorheizen.

6 Portionen: 2 EL Kokosöl (oder Butter), 2 Scheiben Putenspeck, 90 gr. Gewürfelter Sellerie, 120 gr. gehackte Zwiebeln, 1 TL Salz, 1–2 EL Butter, 600 gr. Lachs, 120 ml kochendes Wasser

Den Ofen auf 190°C vorheizen.

Butter in einer Bratpfanne zum Schmelzen bringen. Öl, Speck, Sellerie, Zwiebeln und Salz hinzufügen und braten, bis das Gemüse hellbraun wird.

Den Lachs in eine mit Butter gefettete Auflaufform legen, das Gemüse um den Lachs herumlegen, Wasser dazu giessen und bedecken.

30 Minuten backen und unbedeckt weitere 10 Minuten backen.

Lachs mit Pekannuss-Pesto

4 Portionen: 150 gr. Pekanüsse, 1 Büschel Rosmarin, 4 Lachsfilets, 100 gr. kalte in Stücke geschnittene Butter, 2–3 frische entkernt und gehackte Jalapeñoschoten, Schale einer halben Zitrone (oder Orange), 1 EL Olivenöl, Salz und frisch gemahlener schwarzer Pfeffer zum Abschmecken

Pekannüsse in einer Pfanne rösten, dann zum Abkühlen beiseite stellen. Die Rosmarinnadeln vom Stängel entfernen, hacken und beiseite stellen. Den Lachs waschen und trocknen, mit Olivenöl einreiben und mit Salz und Pfeffer würzen. Bei mittlerer Hitze braten, bis die Filets fest werden. Pekannüsse, Rosmarin, Butter, Jalapeños und die Zitronenschale 5-8 Minuten in der Küchenmaschine pürieren, bis sie eine pestoartige Konsistenz erreichen.

Pesto auf dem fertigen Lachs verteilen und sofort servieren.

Gebackener Lachs mit Kräutern

Ein traditionelles mediterranes Pesto ergibt zusammen mit Lachs eine kohlenhydratarme Mahlzeit, die schnell, elegant und lecker ist. Der Fisch wird zusammen mit der Sauce gebacken, während Sie die restliche Mahlzeit zubereiten.

4 Portionen: 4 Lachsfilets (jeweils ca. 185 gr.), Salz und frisch gemahlener schwarzer Pfeffer zum Abschmecken, 1 EL Olivenöl, 2 mittelgroße, grob gehackte Knoblauchzehen, 1/2 TL Salz, 1 TL gemahlener Kreuzkümmel, 1/2 TL frisch gemahlener schwarzer Pfeffer, 1 EL Kapern (oder grüne Oliven), 60 gr. gehackte glatte Petersilie, 20 gr. Grob gehackten Koriander, 2 TL Zitronenschale, 150 ml frische gepresster Zitronensaft.

Den Ofen auf 175°C vorheizen. Den Lachs waschen und in eine leicht gefettete Auflaufform legen. Mit Salz und Pfeffer würzen. Olivenöl, Knoblauch, Salz, Kreuzkümmel, Pfeffer, Kapern, Petersilie, Koriander, Zitronenschale und Zitronensaft in einer Küchenmaschine vermischen. Die Sauce über den Fisch gießen.

13–15 Minuten backen, bis der Lachs leicht zerfällt.

Gegrillter Lachs mit Zitrone

Frischer Zitronensaft ist das Geheimnis bei diesem besonderen gegrilltem Lachs.

4 Portionen: 1 EL Tamari, 1 gehackte Knoblauchzehe, 70 ml frischer Zitronensaft, 1 TL Olivenöl, 2 EL gehackter Schnittlauch, 4 Lachsfilets (jeweils ca. 185 gr.), 1 ganze Zitrone in Stücke geschnitten.

Tamari, Knoblauch, Zitronensaft, Olivenöl und Schnittlauch vermischen und über die Filets gießen. 20-30 Minuten mit Zitronenscheiben marinieren, dabei gelegentlich wenden.

Lachs (mit Zitronenscheiben in der Bratform) 3-4 Minuten im Ofen grillen. Den Lachs vorsichtig wenden und weitere 3-4 Minuten grillen, bis die Filets braun werden und leicht zerfallen.

Den Lachs auf eine Platte legen.

Die übrig gebliebene Marinade darüber gießen. Sofort servieren.

Ceviche aus Lachs

In Südamerika, Japan und anderen Orten wird marinierter, roher Fisch als Appetitanreger serviert. Mit dieser Methode bleiben Geschmack und Nährwert erhalten und der frische Fisch wird essbar. Er kann mit Salat oder anderem grünen Blattgemüse serviert werden.

4 Portionen: 450 gr. Lachs, 50 gr. gewürfelte rote Zwiebeln, 250 ml frischer Limettensaft, 2 EL entkernte und fein gehackte Serranoschoten (oder 1 gehackte Chilischote), 2 TL Salz, 180 gr. gehackte Tomaten, 30 gr. gehackter Koriander (oder Petersilie).

Den Lachs häuten und in 1 cm Würfel schneiden. Lachs, Zwiebel, Limettensaft, Serranoschoten und Salz vermischen. Über Nacht oder mehrere Stunden marinieren. Ca. 10-15 Minuten vor dem Servieren die gehackten Tomaten mit Koriander hinzufügen und zum Verteilen umrühren.

Thunfisch-Medaillons auf Selleriescheiben

2 Portionen: 1 Knollensellerie, Meersalz, 1 Bund Brunnenkresse, 1 große Zwiebel, 1 Knoblauchzehe, 2-3 El Olivenöl, Pfeffer, 1 Glas trockener Weißwein, 200gr. Thunfisch-Medaillons, 2 El Sesamsamen

Sellerie schälen, halbieren, in 5 mm dicke Scheiben scheiden, einsalzen und 30 min stehen lassen. Brunnenkresse waschen, putzen, trocken schütteln und grob hacken. Sellerie abspülen und trockentupfen. Zwiebel und Knoblauch abziehen, fein hacken und in heißem Öl anbraten.

Selleriescheiben hinzugeben mit Salz und Pfeffer abschmecken und mit Weißwein ablöschen. Zugedeckt 15 min köcheln lassen.
Thunfischmedaillons abspülen, trocken tupfen und im restlichen Öl pro Seite ca. 1 min anbraten.

Der Thunfisch sollte innen noch rosa sein.

Mit geröstetem Sesam und Brunnenkresse bestreuen.

Fleisch

Schnelle Rindersteaks mit Wein und Pilzen

4 Portionen: 4 große Rindersteaks, 120 ml Weißwein, 220 gr. frische
Pilze, geviertelt, 2 mittelgroße, gehackte Knoblauchzehen, 2 EL frische
fein gehackte Petersilie, 2 EL Butter

Die Steaks in einen Gefrierbeutel legen. Wein, Pilze, Knoblauch und
Petersilie hinzufügen und das Ganze für mindestens 30 Minuten zum
marinieren in den Kühlschrank stellen (für den Geschmack) oder bis zu
24 Stunden (um das Fleisch zart zu machen). Bei mittlerer Hitze Butter
in einer Bratpfanne schmelzen. Jeweils zwei Steaks auf einmal auf jeder
Seite 2 Minuten braten, die Marinade für die Sauce aufheben. Die
Steaks beiseite legen und warm halten.

Die übrig gebliebene Marinade in die Pfanne geben und bei mittlerer
Hitze zum Kochen bringen. Einige Minuten kochen, dann über die
Steaks gießen und sofort servieren.

Alternative: wenn Sie wenig Zeit haben, erhitzen Sie die Marinade 2-3
Minuten in einem kleinen Topf, während Sie die Steaks zubereiten.
Dann die Steaks aus der Pfanne nehmen und die Flüssigkeit zur
Marinade geben.

Gegrilltes Steak mit Kräutern

Dieses leckere Essen dauert nur wenige Minuten.

5 Portionen: 450 gr. Lendensteak, 2 TL Kokosöl, 2 EL Dijon-Senf, 2 TL geriebener Meerrettich (oder fertige Meerrettichsauce), 2 TL getrockneter Thymian, 1 TL gemahlene Selleriesamen, 1 TL Zwiebelpulver, 1 TL grobes Salz, 1/2 TL frisch gemahlener schwarzer Pfeffer

Das Steak mindestens 30 Minuten vor der Zubereitung aus dem Kühlschrank nehmen. Grill vorheizen.

Beide Seiten des Steaks mit Kokosöl einreiben. Senf und Meerrettich vermischen und auf dem Steak verstreichen, dann das Steak in eine leicht gefettete Bratform legen.

In einer kleinen Tasse Thymian, Selleriesamen, Zwiebelpulver, Salz und Pfeffer vermischen. Die Hälfte auf beiden Seiten des Steaks verteilen.

Das Steak 3-4 Minuten auf jeder Seite grillen. 1 Minute ruhen lassen, dann servieren.

Gegrilltes Steak mit Pfeffer und Kräutern

2–3 Portionen : 450 gr. Rippensteak vom Rind mit Knochen, 2 TL Olivenöl, 3 EL grobes Salz, 4 EL gemahlene schwarze Pfefferkörner, 1 EL Knoblauchpulver, 1 EL getrockneter Rosmarin, 1 TL getrockneter Thymian, 1 TL geriebener Koriander, 1 TL getrocknetes Basilikum, 1 TL getrockneter Oregano, 1/2 TL gemahlener Cayennepfeffer

Das Steak mit Öl einreiben und 1 Stunde beiseite legen (das Steak sollte Zimmertemperatur haben, das reduziert die Grillzeit). Den Grill auf mittlerer Hitze vorheizen.

Salz, Pfeffer, Kräuter und Cayennepfeffer vermischen und das Steak großzügig damit einreiben. Das Steak 4-5 Minuten auf jeder Seite grillen. 5-10 Minuten vor dem Servieren ruhen lassen.

Filet Mignon mit Knoblauch und Rotwein

4 Portionen: 4 Filets Mignon, 4 dünn geschnittene Knoblauchzehen, Salz zum Abschmecken, 15 ml Olivenöl, 60 ml Balsamico, 1 EL Olivenöl, 110 gr. frische Pilze, geschnitten, ½ Flasche Rotwein (Cabernet Sauvignon)

In jedes Filet der Länge nach eine kleine Tasche schneiden. In jede Tasche 1 Knoblauchzehe stopfen und mit Salz würzen. Olivenöl und Balsamico vermischen und damit jedes Filet bestreichen.

Olivenöl bei mittlerer Hitze erhitzen. Die Filets 2 Minuten auf jeder Seite braten, dann aus der Bratpfanne nehmen. Pilze 3-4 Minuten braten, an die Seiten der Pfanne schieben und das Steak wieder hineinlegen. Wein hinzufügen, den Deckel auf die Pfanne legen und 10 Minuten weiter köcheln lassen.

Rindfleischburger mit indischen Gewürzen

2 Portionen: 120 gr Naturjoghurt, 40 gr gehackte Salatgurke, 40 gr Zwiebeln, fein gehackt, 1 mittelgroße frische Jalapeñoschote, gehackt, 1 EL frische Minze, gehackt (oder 1 TL getrocknete Minze, gehackt),

½ TL gemahlener Kreuzkümmel, ½ TL gehackter Knoblauch (oder ⅛ TL Knoblauchpulver), ¼ TL Salz, 230 gr. mageres Rinderhackfleisch (oder Pute)

In einer kleinen Schüssel Joghurt und Salatgurke vermischen und in den Kühlschrank stellen. Den Grill vorheizen.

Zwiebel, Jalapeno, Minze, Kreuzkümmel, Knoblauch und Salz in einer mittelgroßen Schüssel vermischen, dann das Rinderhackfleisch hinzufügen und daraus Burger formen.

Die Burger bei mittlerer Hitze 14-18 Minuten grillen (für Pute: 8-10 Minuten), dabei einmal wenden. Jeden Burger mit Joghurt bedecken und servieren.

Büffel-Chili

4 Portionen: 1 EL Kokosöl, 80 gr. gehackte Zwiebeln, 2 mittelgroße, gehackte Knoblauchzehen, 180 gr. gehackter Sellerie, 150 gr. Grüne, gehackte Paprika, 670 gr. Büffelhackfleisch, 2 TL getrockneter Thymian, 2 TL Chilipulver, 2 TL gemahlener Kreuzkümmel, 1 TL Salz, 230 gr. gewürfelte Tomaten, 340 gr. fertige Salsasauce

Kokosöl bei mittlerer Hitze in einer Bratpfanne erhitzen. Zwiebeln, Knoblauch, Sellerie und Paprika 3-4 Minuten sautieren, bis die Zwiebeln durchsichtig werden. Büffel, Thymian, Chilipulver und Kreuzkümmel hinzufügen und unter umrühren 5- 6 Minuten braten. Salz, Tomaten und Salsa hinzufügen. Die Hitze zurückdrehen und mit Deckel mindestens 1 Stunde köcheln lassen.

In Schüsseln oder als Sauce zu Blumenkohl servieren.

Büffelsteaks mit roter Paprikasauce

4 Portionen: 2–3 EL ganze grüne und schwarze Pfefferkörner, 1 TL grobes Salz, 1 TL Zitronenschale, 450 gr. Hochrippensteaks vom Büffel, 1 TL Kokosöl (oder Butter), 300 gr. diagonal geschnittenen Chinakohl, 1 mittelgroße, gehackte Knoblauchzehe, 1 Messerspitze Salz, 230 gr. Geröstete, rote Chilischoten, 1 TL Tamari

Die Pfefferkörner mit der Rückseite eines Löffels zerstampfen. Mit grobem Salz und Zitronenschale vermischen. Beide Seiten des Steaks mit dieser Mischung einreiben, dann 30 Minuten marinieren.

Steaks grillen oder braten, pro Seite jeweils 3 Minuten. Dann beiseite legen und warm halten.

1 TL Kokosöl in einer Bratpfanne erhitzen, dann Chinakohl und Knoblauch mit einer Messerspitze Salz braten, bis der Kohl zerfällt. In der Zwischenzeit die gerösteten Chilischoten mit Tamari zur Sauce vermischen.

Auf eine Servierplatte Kohl, dann die Steaks und anschließend die Sauce darüber gießen. Sofort servieren.

Büffelburger mit Meerrettich

Dieses Rezept passt gut zu Spargel und einem Salat.

4 Portionen: 450 gr. Hackfleisch vom Büffel, 2 EL fertiger Meerrettich, 1/2 TL Salz, schwarzer Pfeffer (3-4 Umdrehungen mit der Pfeffermühle)

Das Hackfleisch mit den anderen Zutaten vermischen und zu kleinen Burgern formen. Bei mittlerer Hitze braten oder grillen, 3-4 Minuten auf jeder Seite. Sofort servieren.

Lammkotelett mit Kräutern und Zitrone

Die Zitrone passt gut zu jeder Art von Lamm.

4 Portionen: 1 TL Zitronenschale, ½ TL getrockneter, gehackter Rosmarin, 1 TL getrockneter Oregano, 1 TL getrockneter Estragon, 3 EL Zitronensaft, 1 EL Sojasauce, 2 EL Butter, 4 Lammkoteletts

Zitronenschale, Kräuter, Zitronensaft, und Sojasauce in einer kleinen Schüssel verrühren und beiseite stellen.

Butter bei mittlerer Hitze in einer Bratpfanne erhitzen. Die Lammkoteletts auf beiden Seiten anbraten und dann mit Sauce übergießen. Den Deckel auf die Pfanne setzen und bei mittlerer Hitze 20-25 Minuten köcheln lassen.

Alternative: dieselbe Gewürzmischung könnte für Lammlendensteaks verwendet werden.

Wild-Eintopf

Wild enthält wenig Fett und eignet sich gut für flüssige Eintöpfe.

6 Portionen: 670 gr. Wild, 1 Messerspitze Salz, 1 Messerspitze frisch gemahlener schwarzer Pfeffer, 1 EL Kokosöl (oder Butter), 1 mittelgroße rote Zwiebel, in Scheiben geschnitten, 3 diagonal geschnittene Büschel Sellerie, 2 TL getrockneter Thymian, 1 TL gemahlener Zimt, 1 TL Orangenschale, 55 gr. frische Preiselbeeren, 3 mittelgroße, geschälte und gehackte Kohlrabi, 720 ml Rinderbrühe

Wild mit Salz und Pfeffer würzen.

Kokosöl bei mittlerer Hitze in einem großen Suppentopf erhitzen. Zwiebeln und Sellerie sautieren, bis die Zwiebeln durchsichtig werden. Das Gemüse aus dem Topf nehmen und beiseite stellen. Wild in den Topf geben und auf allen Seiten bräunen. Thymian, Zimt, Orangenschale, Preiselbeeren, Kohlrabi und Brühe unterrühren. Dann das sautierte Gemüse hinzufügen.

Die Mischung zum Kochen bringen, dann den Deckel auf den Topf setzen und bei mittlerer Hitze 45-50 Minuten köcheln lassen, bis das Wild zart ist.

Gegrilltes Schweinefilet mit Rosmarin und Senf

Schwein ist einfach zuzubereiten und ist eine schmackhafte Alternative zu Hähnchen.

4 Portionen: 4 Büschel frischer Rosmarin, 2-3 geschälte Knoblauchzehen, 3 EL Olivenöl, 2 TL grobes Salz, 2 TL gemahlene schwarze Pfefferkörner, 2 EL Senf, 450 gr. Filet vom Schwein

Rosmarinblätter vom Stängel entfernen und mit Knoblauch, Öl, Salz, Pfeffer und Senf vermischen. Daraus eine Paste herstellen. Die Paste auf den Schweinefilets verstreichen, dann die Filets auf ein Backblech legen und 30 Minuten in den Kühlschrank stellen.

Den Grill vorheizen.

Den Rest mit Olivenöl bestreichen. Das Schweinefleisch 3 Minuten auf jeder Seite grillen. Dann bedecken und 8-10 Minuten weitergrillen. Anschließend auf eine Platte legen und 6-8 Minuten stehen lassen.

Alternative: Probiere die Gewürzpaste auch auf Putenbrust, Brathähnchen oder Fisch.

Marinierte Schweineschnitzel

6 Portionen: 6 Schweineschnitzel, 2 gehackte Knoblauchzehen,
3 TL Paprikapulver, Salz und frisch gemahlener schwarzer Pfeffer zum
Abschmecken, 240 ml Weißwein.

Die Schweineschnitzel in eine ofenfeste Bratform legen. Knoblauch,
Paprikapulver, Salz und Pfeffer vermischen und auf den Schnitzeln
verteilen. Diese bedecken und 6 Stunden in den Kühlschrank stellen.
Den Ofen auf 150°C vorheizen. Die Bratform aus dem Kühlschrank
holen und die Schnitzel in der Marinade 1 Stunde backen.

Kalbsschnitzel

4 Portionen: 4 Kalbsschnitzel, Saft einer Zitrone, 1/2 TL getrockneter
Thymian, 2 EL Butter, 2 EL Olivenöl, 120 ml trockener Weißwein, 480 ml
Rinderbrühe

Die Kalbsschnitzel mehrere Stunden in Zitronensaft und Thymian
marinieren.

Die Schnitzel abtrocknen. Butter und Öl in einer Bratpfanne erhitzen,
darin jeweils zwei Schnitzel auf einmal auf beiden Seiten anbraten. Auf
einen Teller legen. Die braunen Reste aus der Bratpfanne entfernen.
Dann Wein und Brühe schnell zum Kochen bringen und umrühren, um
das restliche Öl aufzusammeln. Die Schnitzel zurück in die Bratpfanne
legen, die Hitze zurückdrehen, den Deckel auf die Pfanne setzen und ca.
30 Minuten köcheln lassen, bis das Fleisch zart ist.
Die Schnitzel auf eine beheizte Oberfläche legen und warm halten. Die
Flüssigkeit zum Kochen bringen und umrühren, während sie andickt.
Dann über die Schnitzel gießen und servieren.

Abend: Dressings

Einfaches Salat-Dressing

ERGIBT: 190 ml

1 TL Dijon-Senf, 2 EL + 1 TL Weinessig, 110 ml Olivenöl,
1 EL Leinsamenöl

Senf und Essig verrühren. Olivenöl langsam hinzufügen, dabei
umrühren, bis die Masse homogen erscheint. Leinsamenöl unterrühren
und sofort verwenden.

Als Alternative verrühren Sie 1 TL fein gehackte frische Kräuter (z.B.
Petersilie, Estragon, Thymian, Basilikum und Oregano), nachdem das
Basisrezept gut vermischt ist.

Zitronen-Pfeffer-Dressing

ERGIBT: ~190 ml

2 EL frischer Zitronensaft, 1 EL Weinessig, 1/4 TL Salz, 1/2 TL gemahlene
schwarze Pfefferkörner, 1 Messerspitze Steviapulver (oder Zucker),
1 geriebene Knoblauchzehe, 100 ml Olivenöl, 1 EL Leinsamenöl

Alle Zutaten in einer Schüssel vermischen und kräftig umrühren, bis die
Mischung sich zu einer Emulsion verbindet.

Zitronendressing

1 Portion: frisch gepressten Saft einer Zitrone, Salz/Pfeffer, 2 El Olivenöl, 1 El Leinöl

Zitronensaft, Salz/Pfeffer in eine Schüssel geben, das Öl langsam mit einem Schneebesen einschlagen.

Senfdressing

1 Portion: 1 El weißen Balsamico, Salz/Pfeffer/ 2 El Olivenöl, 1 El Leinsamenöl, 1 Tl Senf

Balsamico, Salz/Pfeffer & Senf in Schüssel geben, Öl langsam unterschlagen

Joghurt Senf Dressing

1 Portion: 1 EL Naturjoghurt, 1/2 Tl Senf, Salz/Pfeffer, bei Bedarf etwas Stevia, Honig oder Zucker, etwas Wasser.

Alles miteinander verrühren.

Zitronen Joghurt Dressing

1 Portion: 1 EL Naturjoghurt, frisch gepressten Zitronensaft, Salz/Pfeffer, bei Bedarf etwas Stevia, Honig oder Zucker

Alles miteinander verrühren.

Abend: Salate

Fettarmer Hähnchen-Salat

1 Portion: 125 gr. pochierte, in Würfel geschnittene Hühnerbrust,
30 gr. grob gehackte Sellerie, 1 TL fein gehackte Petersilie, 1 EL grob
gehackte Mandeln, 2 TL Dijon-Senf, 2 EL Hühnerbrühe, 1 oder 2
Schüsse scharfe Paprikasauce, Salz und frisch gemahlener schwarzer
Pfeffer zum Abschmecken

In einer mittelgroßen Schüssel Hähnchen, Sellerie, Petersilie und
Mandeln vermischen. In einer zweiten Schüssel Senf, Brühe und
Paprikasauce vermischen. Die beiden Mischungen miteinander
verrühren. Mit Salz und schwarzem Pfeffer würzen.

Sommersalat

Dieser Salat wird am besten mehrere Stunden vor dem Servieren
zubereitet. Das Geheimnis ist, das Gemüse in feine Würfel zu
schneiden. Eine Küchenmaschine kann das zu einer schnellen und
leichten Aufgabe machen.

6 Portionen: 145 ml Zitronen-Pfeffer-Dressing, 1 Bündel fein gehackte
Staudensellerie, 2 geschälte, der Länge nach geviertelte und fein
gehackte Salatgurken geschält, 2 Büschel fein gehackte Frühlings-

zwiebeln, 2 grüne, entkernte und fein gehackte Paprika, 1 Büschel fein gehackte Radieschen, 3 Tomaten, 1 EL fein gehackte, frische Petersilie (oder Schnittlauch)

Das Dressing in eine große Schüssel geben. Sellerie, Salatgurken, Frühlingszwiebeln, Paprika und Radieschen dazugeben. Mit dem Dressing verrühren, bedecken und für mehrere Stunden kühlen.

Vor dem Servieren die Tomaten in dünne Scheiben schneiden und halbieren. Mit den Scheiben den Rand von sechs Tellern dekorieren und etwas Salat in die Mitte jedes Tellers legen. Mit gehackter Petersilie bestreuen.

Spargel mit Sesam

6 Portionen: 1 kg geschälten und geschnittenen Spargel, 2 EL Olivenöl (oder geschmolzene Butter), 2 EL gebratene Frühlingszwiebeln, 2 EL leicht gerösteten Sesamsamen, 1 Zitrone, Salz zum Abschmecken

Den Ofen auf 200°C vorheizen.

Öl und Spargel in eine Auflaufform geben und den Spargel mit Öl verrühren. 8 Minuten backen, dabei alle 2 Minuten durchrühren. Anschließend die Frühlingszwiebeln und die Sesamsamen dazugeben, die Form wieder schütteln und 1 Minute weiterbacken.

Den Spargel in eine vorgeheizte Servierschüssel geben und mit Zitronensaft übergießen. Nach Geschmack mit Salz bestreuen

Thunfischsalat

2 Portionen: 1 Dose Thunfisch in Öl, 3 große Stangen Staudensellerie, 1 rote Paprika, 1 gelbe Paprika, 1 große Zwiebel
Für das Dressing: 200 g Hüttenkäse, 2 EL Balsamico-Essig, 1 TL tiefgefrorene Kräutermischung,
Gewürze: Jodsalz, schwarzer Pfeffer, Kreuzkümmel, Kurkuma

Zubereitung: Den Thunfisch auf ein Sieb geben und abtropfen lassen. Inzwischen das Gemüse waschen, Paprika entkernen und in kleine Stücke schneiden. Die Zwiebel schälen, waschen und klein schneiden. Für die herzhafte Salatsoße den Hüttenkäse mit dem Balsamico und der Kräutermischung in einer Salatschüssel vermischen. Mit den Gewürzen geschmacklich abrunden und das Gemüse sowie die Zwiebeln hinzugeben. Alles miteinander gut vermengen und je nach Belieben nochmals würzen. Den Salat auf dem Teller anrichten und den Thunfisch darüber geben.

Petersiliensalat:

1 Portion: 8 küchenfertige Garnelen, 6 EL Olivenöl, 1/2 TL Paprikapulver, 1 Bio Zitrone, Salz/Pfeffer, 1/4 TL Zucker, 1 Zucchini, 1-2 Bund Petersilie

Garnelen in einer Schüssel mit 1 El Öl und Paprikapulver mischen. Von der Zitrone 2 Scheiben abschneiden. Aus der restlichen Zitrone den Saft auspressen. Zitronensaft mit Salz, Pfeffer, und Zucker verrühren. 4 El Öl nach und nach unterschlagen. Zucchini putzen und in 2 cm große Scheiben schneiden. Petersilie waschen, und trockenschleudern und grob hacken. (Auch die Stiele mit verwenden, da stecken viele Vitalstoffe wie Eisen, Fluorid, Magnesium, Vitamin A, C, E und B1 drin!).

Eine Pfanne erhitzen. Erst wenn sie heiß ist (sonst wird das Öl zu stark erhitzt und erzeugt krebserregende Substanzen!) 1 El Öl und sofort die Zucchini hineingeben. 4 min braten. Salzen, pfeffern und herausnehmen. Garnelen und Zitronenscheiben in die heiße Pfanne geben und rundherum 3 – 4 min braten, salzen, pfeffern und herausnehmen.

Alles zusammen anrichten und mit dem Zitronen-Dressing beträufeln.

Salat mit Schnittlauchdressing:

1 Portion: 1 Bio Zitrone, Salz/Pfeffer, 1 Prise Stevia, Zucker oder Honig, 4 El Olivenöl, 1/2 Bund Schnittlauch, 1 Eichblattsalat

1/2 Tl Zitronenschale abreiben, 3 El frischen Zitronensaft auspressen, mit Salz/Pfeffer und Prise Stevia verrühren, das Öl mit einem Schneebesen unterschlagen. Den Schnittlauch in kleine Röllchen schneiden und in das Dressing geben. Den Salat waschen, putzen, trockenschleudern und in mundgerechte Stücke Zupfen. Mit dem Dressing vermengen und sofort servieren.

5 min. Tomaten-Spinat-Salat

1 Portion: je 250gr. Cherrytomaten und Babyspinat, 80 gr. gewürfelten Schinken Schwarzwälder Art, Olivenöl, Ricotta, Aceto, Salz und Pfeffer

Tomaten mit etwas Öl in Pfanne für 2-3 min schmoren, Schinken dazugeben, weitere 2 min schmoren. In der Zwischenzeit den Spinat waschen und schleudern.

Die Tomaten in der Pfanne mit einer Gabel zerdrücken, mit Salz, Pfeffer und Aceto abschmecken. Pfanne vom Herd nehmen, den Spinat hineingeben und mit Tomatenmasse vermengen. Auf Teller anrichten, Ricotta (gute Eiweißquelle!) in Flocken draufgeben!

Abend: Aufläufe

Heides Auberginen Auflauf:

2 Portionen: 1 Aubergine, 6-8 Tomaten, 1 Zuchini, 2-3 El Olivenöl, Kräuter der Provence, 75 gr. Ziegenfrischkäse, 75 gr. Gouda

Aubergine putzen und in Scheiben schneiden, auf ein Küchenkrepp legen, salzen und ziehen lassen. Zucchini und Tomaten putzen und in Scheiben schneiden. Bei den Tomaten den grünen Strunk entfernen.

Alles zusammen in eine Auflaufform stapeln, mit Kräutern der Provence, Salz, Pfeffer und Öl beträufeln. Den Ziegenfrischkäse in Flocken über den Auflauf geben und zum Schluss mit etwas geriebenen Gouda bestreuen.

30 min bei 180 - 200 Grad. Öfter mal schauen, nicht das der Auflauf zu braun wird, dann lieber die Hitze reduzieren.

Sandra`s Ofengemüse:

2 Portionen: 8-10 Champignons, 1 Zucchini, 1 kleiner Fenchel, 8-10 Kirschtomaten, 20gr. Butter, 1 frischer Zweig Rosmarin oder Thymian, 200gr. Schafskäse, 100 ml Weißwein Ofen auf 200 Grad vorheizen

Gemüse waschen, putzen und auf ein Backblech legen. Rosmarin vom Zweig lösen und klein hacken mit Salz und Pfeffer auf das Gemüse geben. Den Wein, die Butter in Flocken, und den zerbröckelten Schafskäse auf das Gemüse geben. Für 30 min in den Ofen schieben. Auf das Gemüse achten, wenn es zu braun wird, dann Temperatur reduzieren.

Tomaten-Schafskäseauflauf

2 Portionen: 250gr. Cherrytomaten, 1 gehackte Zwiebel, 200gr. Schafskäse, Salz, Pfeffer, 1 EL gehackten Rosmarin

Alles in eine Auflaufform füllen, bei 200 Grad ca. 20 min backen.

Gratinierter Blumenkohl

2 Potionen: 1 Blumenkohl, 1-2 EL geröstete Pinienkerne, 150gr. Ziegenfrischkäse, etwas frisch geriebener Muskat, 4-5 Scheiben Raclette Käse

Blumenkohl waschen, in Röschen teilen und in kochendem Salzwasser für 5 min. Blanchieren.

Backofen vorheizen auf 200 Grad.

Die Blumenkohlröschen in eine Auflaufform legen, Pinienkerne, Muskat über den Blumenkohl streuen. Ziegenfrischkäse in Flocken verteilen, Mit Raclette Käse belegen für 10 min im Ofen gratinieren.

versteckte Lebensmittelzusätze

Nachdem Sie in meinen Rezepten gestöbert haben und nun einkaufen wollen, möchte ich Sie noch in die geheime Sprache der Lebensmittelindustrie einweihen...

Es ist gesetzlich vorgeschrieben die Lebensmittel zu kennzeichnen. Diese Grundkennzeichnungen sollen Ihnen helfen sich im undurchsichtigen Lebensmittelangebot zurecht zu finden. Leider sind die Lebensmittteletiketten so verwirrend, dass selbst Spezialisten oft überfragt sind!

Hinter den E-Nummern verbergen sich oft Farbstoffe, Konservierungsstoffe und Trennmittel. Dazu kommt am Ende dieses Kapitels noch eine Liste...

Oft gibt es für ein- und dieselbe Zutat viele verschiedene Namen, sodass Sie als Verbraucher gut getäuscht werden können.

Alleine für Zucker gibt es mindestens 20 verschiedene Bezeichnungen. Wenn der Hersteller nun den Zucker hinter verschiedenen Namen verbirgt, dann merken Sie gar nicht, das das Produkt, welches Sie kaufen möchten, vielleicht zum größten Teil aus Zucker besteht!

Die wunderschönen, liebevoll gestalteten Verpackungen gaukeln uns ein offenbar gesundes Produkt vor!

Gesetzlich vorgeschriebene Angaben sind: Verkehrsbezeichnung (der Handelsname wie z.b. Sauce Bernaise), Zutatenverzeichnis, Mindesthaltbarkeitsdatum oder Verbrauchsdatum, Hersteller-, Preis-, Mengenangaben.

Im Zutatenverzeichnis finden Sie die Bestandteile aus denen sich das Produkt zusammensetzt.

Nur Vorsicht bei Fertigprodukten! Der Hersteller muss nur die Bestandteile angeben, die er selbst verwendet. Oft kaufen die Firmen schon verarbeitete Rohstoffe ein. Was in diesen Stoffen alles drin ist, erfahren Sie aus der Zutatenliste nicht!

Unter den Zusatzangaben finden Sie die drei wichtigsten Makronährstoffe:

Eiweiß (oft als Protein),
Kohlenhydrate und
Fette.
Die Angaben beziehen sich meist auf 100gr oder ml.

Die Energiewerte werden in Kalorien oder Kilojoule angegeben. (Wie gut das uns in diesem Programm keine Kalorien interessieren!)

Vorsicht bei Light-Produkten!

Light ist nicht leicht! Diese Produkte bestehen zum größten Teil aus synthetisierten Stoffen und gaukeln Ihrem Kopf, nicht aber ihrem Körper etwas vor. Auf Süßungsstoffe reagiert Ihre Bauchspeicheldrüse genauso wie auf Zucker!

Also Finger weg! Das gilt auch für:

Food-Design Produkte! Je länger die Zutatenliste ist um so wahrscheinlicher ist es, das das Produkt nur einem Labor entstammt.

Es gibt heute schon Produkte (Krebsfleischimitate, Joghurt, etc.) direkt aus der Retorte. Diese Produkte entstammen nur dem Labor!

Wussten Sie, das es den Beruf Lebensmittel-Designer gibt?!

Abschließend möchte ich Ihnen den entscheidenden Tipp geben.

Um ganz sicher zu sein, das auch das drin ist, was Ihr Rezept Ihnen vorgibt, verwenden Sie immer frische, am besten aus biologischem Anbau stammende, einzelne (!) Rohstoffe und mixen Sie sich selbst Ihre Gerichte zusammen.

Hier bestimmen Sie, was Sie in welcher Qualität zu sich nehmen.

FUNKTON	AUFGABE	BEISPIELE
Schaumverhüter	Verhindern Schaumbildung	Dimethylpolysiloxan (E900)
Schmelzsalze	verteilen alle Zutaten gleichmäßig	Mononatriumphosphat (E339)
Stabilisatoren	sorgen für anhaltende Farbe, Konsistenz& Aussehen	Carbamid (E927b)
Süßungsmittel	süßen	Aspartam (E938)
Trägerstoffe	verteilen Farbstoffe, Aromen und Vitamine	Natriumsulfat (E514)
Treibgase	Geben Volumen & festigen	Argon (E938)
Trennmittel	verhindern Verkleben & Anabcken	Magnesiumphosphate (E343)
Überzugsmittel	schützen vor Aroma & Qualitätsverlust	Pektine (E440a)
Verdickungsmittel	verdicken Lebensmittel	Alginsäure (E400)

FUNKTION	AUFGABE	BEISPIELE
Antioxidationsmittel	verhindern Fettverderb, Farbverlust und Vitaminabbau	Tocopherole (E 303 - 306) Gallate (E 312- 302)
Backtriebmittel	lockern Teig, vergrößern das Volumen	Natriumcarbonat (E500)
Emulgatoren	verhindern Fettverderb, Farbverlust und Vitaminabbau	Stearyltartrat (E483)
Farbstoffe	für bunte Lebensmittel	Kurkumin (E100)
Festigungsmittel	festigen Lebensmittel	Natriumlaktat (E325)
Feuchthaltemittel	verhindern das Auskristalisieren von Zucker	Sorbit (E420)
Füllstoffe	geben Volumen	Beta-Cyclodextrin (E459)
Geliermittel	binden Wasser	Konjakgummi (E425)
Geschmacks-verstärker	verstärken den Geschmack	Natriumglutamat (E621)

FUNKTION	AUFGABE	BEISPIELE
Komplexbildner	verlangsamen den Verderb	L-Weinsäure (E334)
Konservierungsstoffe	machen haltbar	Propionsäure (E280)
Mehlbehandlungsmittel	sorgen für gleichmäßige Porenbildung bei Backwaren	Mono-& Diglyceride (E471)
Modifizierte Stärken	dicke Soßen	Oxidierte Stärke (E1404)
Packgase	schützen Farbe, Konsistenz & Geschmack	Argon (E938)
Säuerungsmittel	verstärken den Geschmack	Essigsäure (E260)
Säureregulatoren	halten das Säureniveau	Phosphorsäure (E338)
Schaummittel	verbinden Gase & Flüssigkeiten zu Schaum	Ethylzelluslose (E462)

Fazit: Lebensmittteletiketten sind verwirrend!

Hinter den E-Nummern verbergen sich oft Farbstoffe, Konservierungsstoffe und Trennmittel

Für ein- und dieselbe Zutat gibt es viele verschiedene Namen

Für Zucker gibt es mindestens 20 verschiedene Bezeichnungen

Vorsicht bei Light-Produkten!

Diese Produkte bestehen zum größten Teil aus synthetisierten Stoffen!

Auf Süßungsstoffe reagiert ihre Bauchspeicheldrüse genauso wie auf Zucker!

Damit Sie wissen was in Ihren Gerichten enthalten ist: verwenden Sie immer frische, am besten aus biologischem Anbau stammende, einzelne (!) Rohstoffe

Bestimmen Sie was Sie in welcher Qualität zu sich nehmen.

KAPITEL 8

Vorräte

Diese Lebensmittel sollten Sie als Grundausstattung immer in ihrem Hauhalt haben:

Im Vorratsschrank:

1   Tee

2   Nüsse

3   Leinsamen

4   Haferkleie

5   Backeiweiß

6   Reismehl

7   Hirsemehl

8   Vollkornmehl

9   Vollkornreis

10   Vollweizen oder Dinkelnudeln (Der Ballaststoffanteil ist höher als bei normalen Nudeln)

11   Olivenöl

12   Kokosnussöl (zum Braten mit hohen Temperaturen)

13   Kokosmilch in Dosen

14   Tomatenpüree

15   Tomaten in Dosen (so können Sie innerhalb weniger Minuten selbst leckere Tomatensoßen herstellen)

16   Reiner Honig (für ihren Tee, ein TL enthält 5gr. Kohlenhydrate. In Studien wurde erwiesen, dass Honig zur Verbesserung des Glukosestoffwechsels beiträgt!)

17   Ungesüßter Bio Kakao

18   Wenn Schokolade, dann Zartbitter (je höher der Bitteranteil um so weniger Kohlenhydrate)

19   Bohnen: weiß, braun oder schwarz

20   Fonds (Gemüse, Huhn, Rind)

21   Thunfisch

22   Oliven

23   Artischocken

In der Gefriertruhe:

1. Beeren

2. Alles was Sie an Gemüse mögen in roher, unverarbeiteter Form. z.B.: Erbsen, Blumenkohl, Brokkoli....

3. Fisch

4. Meeresfrüchte

5. Hähnchenbrust

6. Putenbrust

7. Steaks

8. Hackfleisch

9. Wild

Im Kühlschrank:

1   Hüttenkäse

2   Ricotta

3   Mozzarella

4   Schafskäse

5   Parmesan

6   Quark

7   Joghurt

8   Butter

9   Eier

10   Nussbutter (zum verfeinern von Soßen, auf Obst)

11   Avocado

12   Frisches saisonales Gemüse

13   Frischer Salat

14   Frisches saisonales Obst

KAPITEL 9

Schlusswort

Niemand ist allwissend. Zum Glück!

Deswegen gehen wir zur Schule um zu Lernen.
Wir beziehen unser Wissen aus Büchern, Zeitungen, Onlinequellen,
Newslettern, von Lehrern und Mentoren.

Auch ich bin ein ganz normaler Mensch, der sein Wissen wie jeder
andere Mensch auch, aus Büchern hat.

So habe ich auch das Wissen, das ich in dieses Buch gepackt habe, aus
verschiedenen Büchern, Newslettern, Onlinequellen, Zeitungen,
Studien und aus meinem Studium.

In dem folgenden Literaturnachweis können Sie ersehen, woher ich
mein Wissen für dieses Buch bezogen habe.

KAPITEL 10

Literaturnachweis

1. Franca Mangiamelli (Juni 20011) LOGI durch den Tag. Systemed Verlag

2. Marion Grillpanzer Die Glyx-Diät: Das Kochbuch. GU Verlag

3. Dr. med. Wolf Funfack (September 2005) Metabolic Balance: Die Diät. Südwest Verlag

4. Dr. med. Detlef Pape (September 2010) Schlank im Schlaf. GU Verlag

5. Patrick Heizmann (Februar 2012) Ich bin dann mal schlank: Das Kochbuch. GU Verlag

6. Sebastian Benthe (Mai 2006) Schlanke Eiweissküche. Kobalt Verlag

7. Dr. Michael Platt (Februar 2011) Die Hormonrevolution. Vak-Verlag

8. Frau Dr. Petra Wenzel (Dezember 2007) Die Vitalstoffentscheidung. Mayamedia

9. verschiedene Newsletter von Mike Geary
    www.FlacherBauch.com

10. Isabel de los Rios (2007-2009) Sexy ohne Diät.
    Schnellabnehmen.tv

11. Finger Lakes Gourmet (Juni 2007) Online-Rezepte.
    www.fingerlakesgourmet.com

12. Dr. Nicolai Worm (März 2009) Das neue große LOGI Kochbuch.
    Systemed Verlag

13. Dr. Nicolai Worm (August 2009) Mehr vom Sport. LOGI in der
    Sporternährung. Systemed V.

14. Dr. Nicolai Worm (Oktober 2009) LOGI Methode: Glücklich und
    Schlank. Systemed Verlag

15. Kirsch, David (2008). The Ultimate New York Body Plan.
    Goldmann Verlag

16. Kirsch, David (2009) Die Ultimative New York Diät. Riva Verlag

17. Free-Gourmet-Recipes Healthy Recipes (Juni2008) www.free-
    gourmet-recipes.com

18. Essen und Trinken für jeden Tag: verschiedene Ausgaben.
    Gruner und Jahr AG

19. Lecker essen: verschiedene Ausgaben. OZ Verlags GmbH

20. Sarah Wiener (Mai 2006) Mediterrane Küche. Bloomsbury Verlag

21. Jamie Oliver (Januar 2011) Jamies 30 Minuten Menüs. Dorling Kindersley Verlag

22. Tim Mälzer (2004) Born to Cook. Mosaik Verlag

23. Tim Mälzer (Oktober 2005) Born to Cook II. Mosaik Verlag

24. Steffen Henssler (Oktober 2006) Hensslers Küche. Zabert Sandmann

25. Steffen Henssler (Februar 2011) Hauptsache lecker!. Dorling KIndersley Verlag

KAPITEL 11

Anhang

Sandra Buchholz

0172-4432163

sandra-buchholz@t-online.de

www.praevcntologie-hannover.de

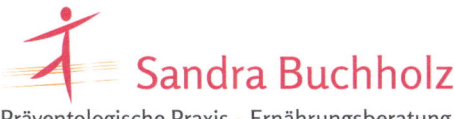

Sandra Buchholz

Präventologische Praxis • Ernährungsberatung

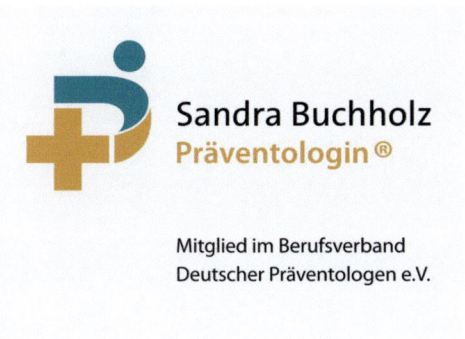

Sandra Buchholz
Präventologin®

Mitglied im Berufsverband
Deutscher Präventologen e.V.

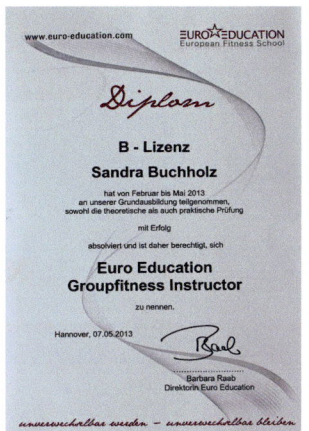

KAPITEL 12

Zum Herausreissen

Nachfolgend habe ich für Sie eine Einkaufsliste und eine Notiz- liste zum Herausreissen vorbereitet.

Die Notizliste ist zum Ankleben an Ihre Kühlschranktür gedacht...

Einkaufsliste: Für Phase 1

Für den Vorratsschrank

Grüner Tee

Nüsse

Leinsamen

Backeiweiß (evtl. Internet oder Apotheke)

Gutes natives Olivenöl

Kokosnussöl

Kokosmilch in Dosen

Tomatenpüree

Tomaten in Dosen

Reiner Honig

Ungesüßter Bio Kakao

Fonds (Gemüse, Huhn, Rind)

Thunfisch naturell

Oliven

Artischocken

Für die Gefriertruhe:

Beeren

Alles was Sie an Gemüse mögen in roher, unverarbeiteter Form. Z.B.: Erbsen, Blumenkohl, Brokkoli....

Fisch

Meeresfrüchte

Hähnchenbrust

Putenbrust

Steaks

Hackfleisch

Wild

Für den Kühlschrank:

Butter

Eier

Nussbutter

Avocado

Frisches saisonales Gemüse

Frischer Salat

Frisches saisonales Obst

Einkaufsliste: zusätzlich ab Phase 2

Für den Vorratsschrank

Haferkleie

Reismehl

Hirsemehl

Vollkornmehl

Vollkornreis

Vollweizen oder Dinkelnudeln

Wenn Schokolade, dann Zartbitter

Bohnen: weiß, braun und/oder schwarz

Quinoa / Hirse

Für den Kühlschrank:

Hüttenkäse

Ricotta

Mozzarella

Schafskäse (Feta)

Parmesan

Quark / Joghurt

Notizen:

Herstellung und Verlag:
BoD – Books on Demand, Norderstedt
ISBN 978-3-8482-5805-5